Biografia degli autori

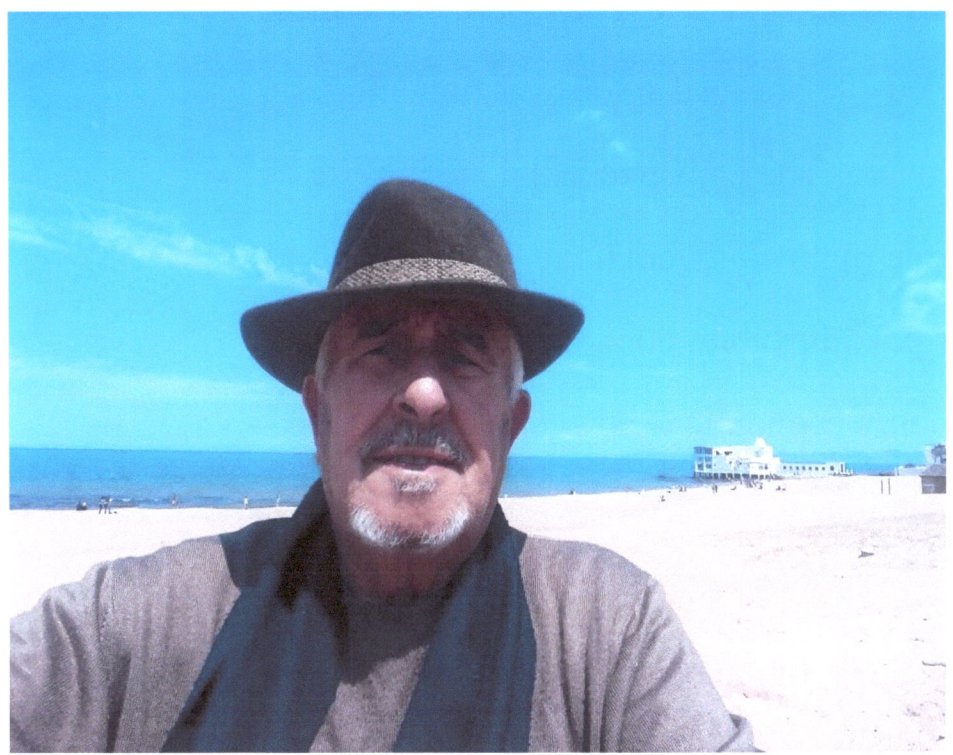

Amor Abbassi ha conseguito una laurea in scienze fisiche presso la Facoltà di Scienze di Grenoble e una laurea presso l'Ecole Nationale Supérieure du Génie Maritime de Paris (ENSGM). È un ingegnere generale in pensione di ingegneria marittima ed ex direttore dei trasporti marittimi presso il ministero dei Trasporti tunisino. Dal 2000 è esperto marittimo con FTUSA. Ha pubblicato su Amazon KDP i seguenti libri intitolati

- Le mie parole e citazioni, edizione francese,

- I miei detti e le mie citazioni. Edizione inglese,

- Umorismo e cose divertenti. Edizione francese.

- Umorismo e battute. Edizione inglese,

- Cosa dobbiamo sapere sul Covid-19? Edizione francese,

- Covid'19, cosa devi sapere. Edizione inglese,

- Dal Big Bang al Big Crunch, edizione inglese,

- Le più belle poesie d'amore, edizione inglese,

- Discoverig The Universe, edizione inglese,

- Energie rinnovabili, edizione francese,

- Energie rinnovabili, edizione inglese,

- Tendenze economiche ed economia pomitica Edizione francese;

- Global warming, edizione francese;

- Tendenze economiche, edizione inglese,

- Wirschaftstrends, Deutsche Ausgabe,

- Die reisen von Sindbad dem sembrare, Deutsche Ausgabe,

- Cosa dobbiamo sapere sul Covid-19? Edizione inglese,

- Cosa dobbiamo sapere sul Covid-19? Edizione tedesca,

Cosa dovremmo sapere sul Covid-19? Edizione spagnola,

Preambolo

COVID-19 è la malattia infettiva causata dall'ultimo coronavirus scoperto. Questo nuovo virus e malattia era sconosciuto prima che l'epidemia apparisse a Wuhan, in Cina, nel dicembre 2019.

I coronavirus sono una grande famiglia di virus che possono essere patogeni negli esseri umani e negli animali. È noto che diversi coronavirus causano infezioni respiratorie nell'uomo, con manifestazioni che vanno dal comune raffreddore a malattie più gravi come la sindrome respiratoria mediorientale (MERS) e la sindrome respiratoria acuta grave (SARS).

I sintomi più comuni di COVID-19 sono febbre, affaticamento e tosse secca.

Alcuni pazienti hanno dolore, naso chiuso, naso che cola, mal di gola o diarrea.

Questi sintomi sono generalmente lievi e compaiono gradualmente.

Alcune persone, sebbene infette, non hanno sintomi e si sentono bene. La maggior parte (circa l'80%) delle persone guarisce senza bisogno di alcun trattamento speciale.

Circa una persona su sei con la malattia ha sintomi più gravi, inclusa la dispnea.

Le persone anziane e quelle con altri problemi di salute (ipertensione, problemi cardiaci o diabete) hanno maggiori probabilità di avere sintomi gravi.

Chiunque abbia febbre, tosse e difficoltà respiratorie dovrebbe consultare un medico.

Amor Abbassi

Il Covid-19… .Cosa devi sapere?

Covid-19: definizione

Covid-19 si riferisce a "Coronavirus Disease 2019", la malattia causata da un virus della famiglia Coronaviridae, SARS-CoV-2. Questa malattia infettiva è una zoonosi, la cui origine è ancora dibattuta, emersa a dicembre 2019 nella città di Wuhan, nella provincia di Hubei in Cina. Si è rapidamente diffuso, prima in tutta la Cina e poi all'estero, provocando un'epidemia globale.

Covid-19 è una malattia respiratoria che può essere fatale in pazienti indeboliti dall'età o da un'altra malattia cronica. Si diffonde attraverso lo stretto contatto con persone infette. La malattia potrebbe essere trasmessa anche da pazienti asintomatici, ma mancano dati scientifici per dimostrarlo con certezza.

Il virus deve il suo nome all'aspetto delle sue particelle virali, che portano escrescenze che assomigliano a una corona. I virioni, che consistono in un capside coperto da un involucro, misurano da 80 a 150 nm di diametro.

Le piccole sfere contengono un acido ribonucleico (RNA) a filamento singolo (con una catena singola), lineare (non segmentato) e positivo, che vanno da 27 a 32 kilobasi. Questo RNA si replica nel citoplasma della cellula infetta.

Sintomi della malattia Covid-19

I principali sintomi della malattia sono febbre, stanchezza e tosse secca. Alcuni pazienti hanno anche avvertito dolore, naso chiuso e che cola, mal di gola e diarrea. Questi sintomi sono generalmente lievi. Ma circa una persona su sei presenta sintomi più gravi, inclusa la dispnea. La polmonite è la complicanza più comune del Covid-19. Ci sono anche casi asintomatici, cioè i pazienti non hanno sintomi apparenti nonostante il rilevamento del virus.

Le persone più a rischio

Quelli più a rischio sono gli anziani e quelli con altri problemi di salute come ipertensione, problemi cardiaci e diabete. Il tasso di mortalità aumenta con l'età: è dello 0,2% per i più giovani (dai 10 ai 39 anni), ma raggiunge il 14,8% per le persone dagli 80 anni in su. Il tasso medio di mortalità è stimato tra l'1 e il 3%.

Trattamento della malattia Covid-19

Attualmente non esiste un trattamento in grado di eradicare il virus. La cura del paziente è destinata esclusivamente al trattamento dei sintomi. I ricercatori di tutto il mondo stanno esplorando molte strade per trovare un farmaco antivirale o un vaccino, senza risultati convincenti fino ad oggi. Gli antibiotici sono inefficaci contro le infezioni virali, così come alcuni rimedi erboristici o alimentari tradizionali.

In circa l'80% dei casi, i pazienti guariscono da soli, senza bisogno di alcun trattamento speciale. I casi più gravi vengono trattati nelle unità di terapia intensiva dell'ospedale dove vengono attentamente monitorati.

Metodi di prevenzione per prevenire la diffusione dell'epidemia

Secondo l'OMS, i mezzi efficaci di prevenzione per non contrarre il Covid-19, ma anche per prevenirne la diffusione, sono:

• lavaggio frequente delle mani con sapone o una soluzione idroalcolica;

• evitare il contatto ravvicinato, come baciare o stringere la mano, con persone che tossiscono o starnutiscono;

• copriti la bocca con la piega del gomito, o un fazzoletto usa e getta, quando tossisci o starnutisci;

• non toccare gli occhi, il naso o la bocca;

• in caso di sintomi respiratori e febbre, indossare una mascherina e restare confinati per non contaminare chi ti circonda. Chiama il tuo medico e segui le loro istruzioni.

Patologie correlate al coronavirus

I coronavirus possono essere patogeni nei mammiferi (esseri umani, cani, gatti, ecc.) E negli uccelli. Includono un gran numero di virus che causano varie malattie più o meno gravi come:

• Infezioni respiratorie come il comune raffreddore. La patologia si sviluppa dopo un periodo di incubazione dell'ordine di tre giorni. Dopo i rinovirus, i coronavirus sono i secondi agenti del comune raffreddore. Queste infezioni hanno un'evoluzione stagionale, con picchi in primavera e in inverno.

• SARS (sindrome respiratoria acuta grave). La SARS è causata dalla SARS-CoV, identificata nel 2003. Questo virus è all'origine di un'epidemia iniziata in Cina alla fine del 2002 e che ha causato circa 800 morti.

• La sindrome respiratoria mediorientale è causata dal coronavirus MERS-CoV. La MERS-CoV è stata identificata nel 2012. L'epidemia rimane confinata nella penisola arabica, secondo il Ministero della Salute nel giugno 2015.

• Covid-19 (Coronavirus Disease-19), una malattia respiratoria causata da un coronavirus emergente, SARS-CoV-2. L'epidemia è iniziata nella città di Wuhan, in Cina, alla fine di dicembre 2019 e si è rapidamente diffusa in tutto il mondo.

La diffusione del Covid-19 nel mondo

Dalla scoperta in Cina del virus SARS-CoV-2, responsabile della malattia COVID-19, più di 170 paesi hanno dovuto affrontare le conseguenze di una simile epidemia. Quali misure sanitarie hanno messo in atto i governi? Come si è diffuso il virus?

Il coronavirus, soprannominato COVID-19 l'11 febbraio, ha viaggiato sin dalla prima comparsa dei sintomi in un residente della provincia di Hubei, in Cina. Il 31 dicembre l'Organizzazione mondiale della sanità (Oms) è stata informata di un'epidemia di "polmonite di causa sconosciuta" nella città di Wuhan, la settima città della Cina con 11 milioni di persone. I primi individui infetti erano stati tutti in un mercato del pesce a Wuhan. Il mercato è stato chiuso dal 1 ° gennaio 2020. Il virus è ora presente in più di 180 paesi nei cinque continenti.

Al 2 dicembre 2020, 64.529.206 casi di COVID-19 sono stati confermati e più di 1.493.700 persone sono morte.

Al 23 gennaio 2020, sono stati confermati 581 casi. Si trovavano tutti in Asia o negli Stati Uniti. In totale, 17 persone erano morte a causa del virus. Le autorità cinesi avevano emesso restrizioni ai viaggi a Wuhan, inclusa la cancellazione di voli, treni e la sospensione di autobus, metropolitane e traghetti.

Il 15 febbraio 2020, un rapporto dell'OMS ha riferito che il segno di 50.000 casi COVID-19 era stato superato in Cina. Oltre 500 casi di infezione erano stati segnalati fuori dal Paese, giorni dopo che si erano registrati i primi decessi fuori dalla Cina.

L'11 marzo 2020, con oltre 121.000 casi segnalati, l'OMS ha dichiarato ufficialmente che l'epidemia di COVID-19 era ora considerata una pandemia globale.

Ad oggi (al 6 dicembre 2020), sono stati segnalati 64.529.206 casi in tutto il mondo. 1.493.713 persone morirono a causa di esso.

Al 2 dicembre 2020, ecco i venti paesi più colpiti dall'epidemia :

Casi   confermati di morti recuperate   nei paesi

	Stati Uniti	273 446	5 322 128	13 921 374
	India	138 648	8 973 373	9 534 964
	Brasile	174 515	5 759 294	6 436 650
	Russia	40 630	1 814 442	2 327 105
	Francia	53 906	171 197	2 297 393
	Spagna	45 784	150 376	1 665 775
	Regno Unito	59 796	163 602	1 663 467

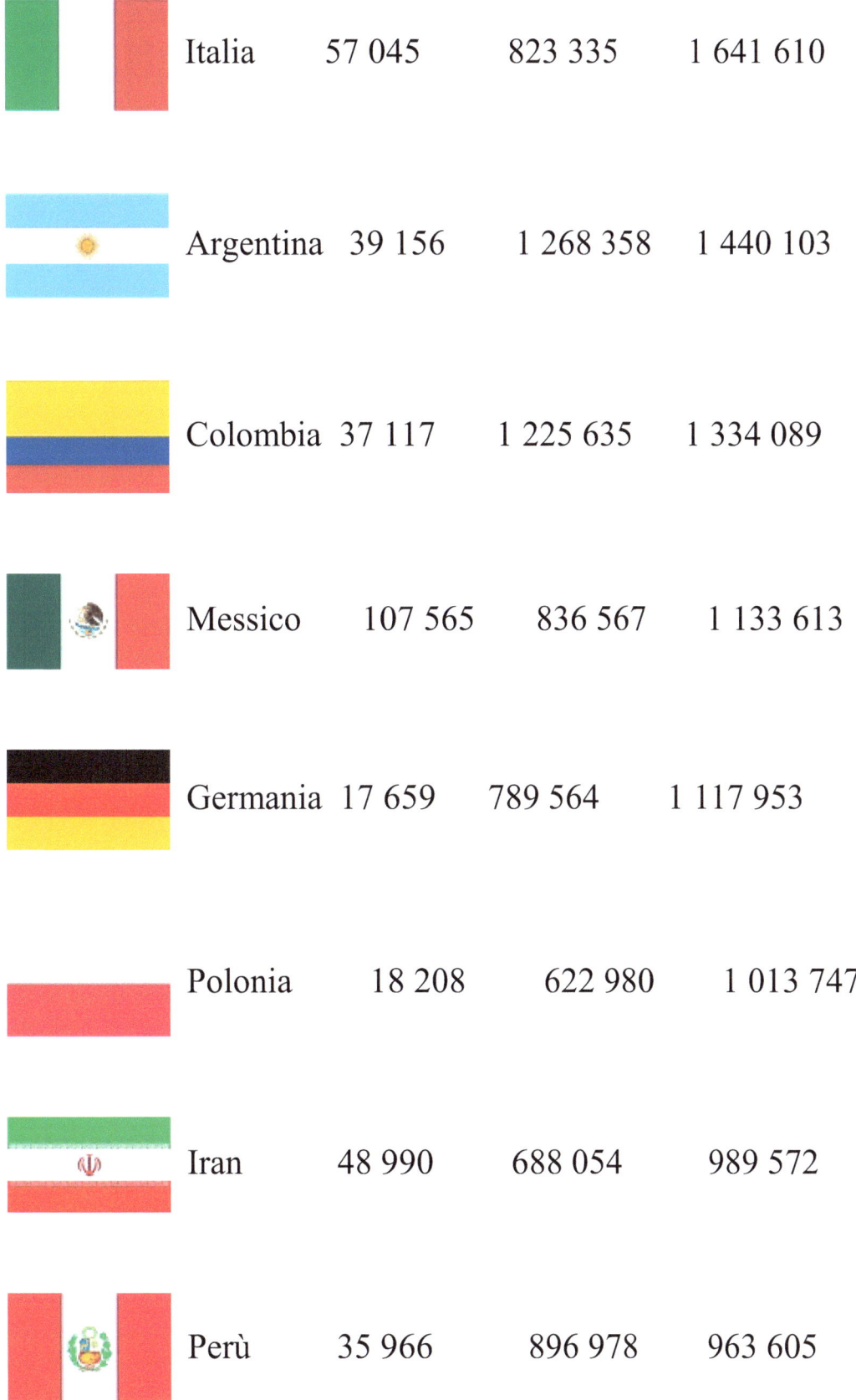

Italia	57 045	823 335	1 641 610
Argentina	39 156	1 268 358	1 440 103
Colombia	37 117	1 225 635	1 334 089
Messico	107 565	836 567	1 133 613
Germania	17 659	789 564	1 117 953
Polonia	18 208	622 980	1 013 747
Iran	48 990	688 054	989 572
Perù	35 966	896 978	963 605

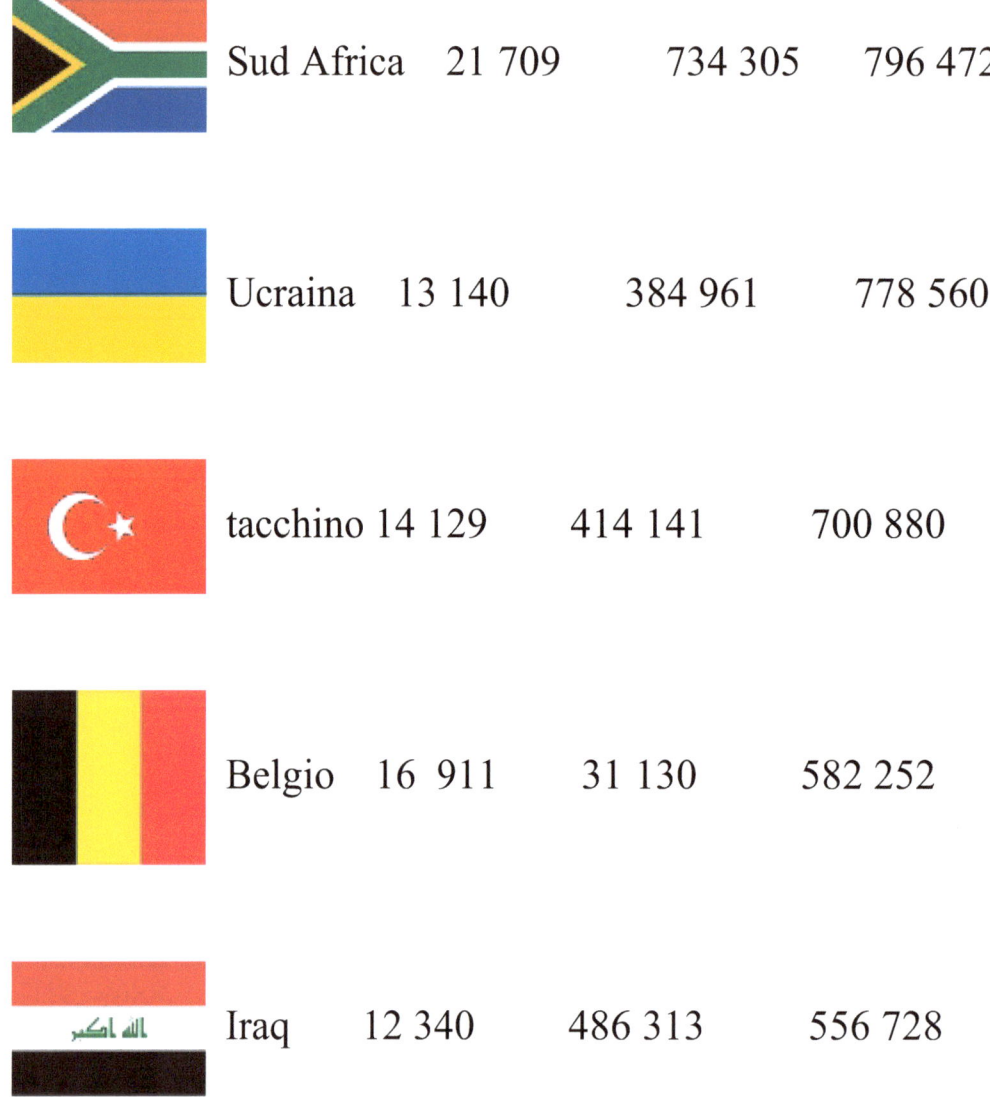

Dei 64.528.485 casi confermati in tutto il mondo alla suddetta data, la percentuale di persone decedute, guarite o ammalate era rispettivamente del 2%, 66% e 33%.

Al 26 marzo 2021, **126.133.279** casi di COVID-19 sono stati confermati e più di **2.767.500 persone** sono morte! **Mentre al 6 dicembre 2020**, sono stati segnalati **64.529.206** casi in tutto il mondo e **1.493.713** persone sono morte. I due casi sono quasi raddoppiati dopo tre mesi e venti giorni! E la proporzione del defunto rispetto agli affetti è del 2,19%

Cina: fonte dell'epidemia

La Cina è il paese del continente asiatico che ha subito la più grande epidemia di COVID-19: 93.113 persone hanno contratto il virus e 4.744 sono morte a causa di esso. Finora, 87.101 pazienti sono guariti dalla malattia.

Per arginare l'epidemia, il governo cinese ha messo in quarantena oltre 50 milioni di persone nei mesi di gennaio e febbraio. Dopo due mesi le attività economiche sono riprese tranquillamente in tutto il Paese, ad eccezione della provincia di Hubei, epicentro dell'epidemia (oltre 68.149 casi confermati).

La compagnia aerea Air Canada ha annunciato il 25 febbraio di estendere la sospensione di tutti i suoi voli per Pechino e Shanghai. Secondo il sito web di Air Canada, i voli internazionali per la Cina riprenderanno a partire dal 31 maggio 2020. Questa sospensione, in vigore da febbraio, segue la raccomandazione del governo del Canada alla fine di gennaio, per evitare tutti i viaggi non essenziali per Cina.

Primo caso al di fuori della Cina

La prima comparsa dei sintomi al di fuori della Cina è stata in Thailandia il 13 gennaio, meno di due settimane dopo l'inizio dell'epidemia. Era un viaggiatore cinese che portava il virus. Il paese dell'Asia orientale, tuttavia, ha contenuto bene la malattia. Al 2 dicembre 2020, 4.026 persone erano state infettate da COVID-19 lì. Là sono stati segnalati 60 decessi.

I paesi più colpiti dall'epidemia, al di fuori della Cina, sono Stati Uniti, Italia e Spagna.

Secondo più grande focolaio dell'epidemia in Asia

Dopo la Cina, la Corea del Sud è il paese più colpito dal COVID-19 nel continente asiatico. Sono stati confermati quasi 35.703 casi e sono stati segnalati 529 decessi per virus.

Secondo le autorità sudcoreane, una donna cinese residente a Wuhan ha importato il virus in Corea del Sud il 19 gennaio 2020.

Il numero di persone con COVID-19 si è moltiplicato nelle ultime settimane in Corea del Sud. Sempre secondo le autorità nazionali, si ritiene che l'epidemia abbia avuto origine da membri della chiesa di Gesù Shincheonji. Si ritiene che la maggior parte dei 334 nuovi casi segnalati il 27 febbraio siano membri della setta religiosa. Il 26 febbraio, il governo ha iniziato a monitorare più di 200.000 fedeli di Shincheonji al fine di limitare la diffusione dell'epidemia. Tuttavia, la Corea del Sud è stata l'obiettivo principale dell'epidemia in Asia dopo che la diffusione in Cina è diminuita.

Una crociera più lunga del previsto

La nave da crociera Diamond Princess è stata attraccata a Yokohama, in Giappone, dal 4 febbraio al 25 marzo dopo che sono stati rilevati casi di COVID-19 tra i passeggeri.

Quasi 712 casi di COVID-19 sono stati elencati sulla barca. 13 passeggeri sono morti.

I passeggeri delle crociere erano stati messi in quarantena nelle loro cabine per contenere l'epidemia. Il 27 febbraio, i funzionari della nave hanno confermato che tutti i passeggeri erano ora a terra e che si trovavano in Giappone o erano stati rimpatriati nel loro paese.

Più di 40 canadesi sulla barca sono stati colpiti dal virus, inclusa una coppia del Quebec che non era più malata dal 2 marzo.

L'Iran ha colpito duramente

989.572 iraniani sono stati infettati e 48.990 sono morti. L'Iran è stato l'obiettivo principale dell'epidemia in Medio Oriente prima che il paese riuscisse a stabilizzare il suo numero di casi.

Anche diversi membri di spicco del governo iraniano sono stati infettati dal virus: il vicepresidente Masoumeh Ebtekar, il ministro della Sanità Iraj Harirchi e il parlamentare Mahmoud Sadeghi sono risultati positivi al COVID-19. Un consigliere del leader supremo iraniano Mohammad Mirmohammadi e altri tre membri attivi della politica iraniana sono morti a causa di COVID-19.

Il 17 marzo il governo iraniano ha annunciato di aver rilasciato circa 85.000 prigionieri a causa del virus. Il capo della giustizia iraniana ha affermato che "il rilascio dei prigionieri continuerà fintanto che non creerà insicurezza nella società". Non ha detto quando, o anche se, i prigionieri sarebbero tornati dietro le sbarre.

Il 24 gennaio l'Europa individua tre primi casi. Questi sono tre francesi che sono rimasti a Wuhan. La prima morte al di fuori dell'Asia è avvenuta anche in Francia il 15 febbraio. Da allora, il virus si è diffuso nella maggior parte dei paesi del continente europeo.

La più grande area epidemica d'Europa

Dopo la prima contaminazione sul suolo italiano il 31 gennaio, causata da due turisti cinesi che erano contagiosi ma l'hanno ignorata, il Paese europeo ha registrato 1.641.610 casi, di cui 57.045 morti. È il Paese europeo con più casi e più morti, superando anche le cifre della Cina.

Il premier italiano Giuseppe Conte ha annunciato la quarantena dell'intero Paese dal 10 marzo al 3 aprile. Questa misura include la chiusura di scuole e università e proibisce raduni culturali o sportivi.

Il governo italiano aveva precedentemente annunciato la chiusura delle scuole fino al 15 marzo, al fine di prevenire l'epidemia, ma ha deciso di prorogare il provvedimento fino al 3 aprile.

Una quarantena, che inizialmente ha interessato solo il nord Italia, è stata estesa sul suo territorio dopo che il numero di casi è aumentato a inizio marzo. Viene mantenuto almeno fino al 3 aprile.

Intorno alla quarantena a livello nazionale

La Francia ha più di 2.297.393 casi confermati di COVID-19, inclusi 53.906 decessi.

108 strutture sanitarie sono in grado di ricevere pazienti con COVID-19. Ciò rappresenta almeno uno stabilimento per dipartimento francese.

Il 17 marzo la Francia ha posto agli arresti domiciliari tutti i suoi cittadini per un periodo minimo di 15 giorni.

Casi di origine italiana

La Spagna ha 1.665.775 casi di infezione da coronavirus e 45.784 decessi. Appena dietro l'Italia, la Spagna è il paese europeo con il maggior numero di persone infette e il maggior numero di morti per COVID-19.

Il 25 febbraio tutti i casi individuati in Spagna avevano un legame epidemiologico con le aree infette in Italia.

Il 14 marzo, il governo spagnolo ha dichiarato lo stato di emergenza nazionale e ha confinato tutti i suoi cittadini nelle loro case per 15 giorni, come aveva fatto l'Italia all'inizio della settimana.

Il primo caso individuato in Nord America risale al 22 gennaio, negli Stati Uniti. Da allora lo spread ha subito un'accelerazione.

Più di 13.920.000 casi negli Stati Uniti

Finora, 13.921.374 persone hanno contratto il virus negli Stati Uniti e 273.446 persone ne sono morte.

Il 13 marzo il presidente Donald Trump ha dichiarato lo stato di emergenza, dopo aver minimizzato per settimane le conseguenze del coronavirus.

Al 30 marzo 2020, New York City rappresentava circa il 40% di tutti i casi negli Stati Uniti. Di fronte alla significativa diffusione nel suo territorio, lo Stato di New York ha chiuso tutte le sue scuole il 15 marzo e ha dichiarato l'interruzione di tutte le attività non essenziali il 21 marzo.

Il popolare festival musicale Coachella, in programma per aprile, è stato rinviato al prossimo autunno, per prevenire la diffusione del virus.

Il paese in stato di emergenza

Il primo caso di COVID-19 nel paese è stato rilevato il 25 gennaio. Il numero di persone infettate dal virus è ora pari a 393.506, di cui 145.062 in Quebec.

Un ottuagenario della Columbia Britannica è stato il primo canadese a soccombere alla malattia il 9 marzo 2020. Da allora, 12.342 canadesi sono morti.

Per frenare l'epidemia, il 17 marzo il Canada ha chiuso i suoi confini a tutti i viaggiatori stranieri. Il governo di Trudeau ha anche annunciato che tutte le persone che mostrano sintomi simili a quelli del COVID-19 saranno bandite dai voli e dai treni interprovinciali.

Le province più colpite dall'epidemia sono Quebec (145.062), Ontario (123.639), British Columbia (34.728) e Alberta (61.169).

12 delle 13 province e territori del Canada hanno dichiarato un'emergenza sanitaria. Solo Terranova e Labrador devono ancora fare l'annuncio. La provincia ha attualmente 340 casi.

La provincia più colpita

Il primo caso di coronavirus in Quebec è stato annunciato il 28 febbraio dal ministro della Salute e dei servizi sociali, Danielle McCann. Questa è una donna di ritorno da un viaggio in Iran. È andata in una clinica a Montreal e poi è stata trasferita all'ospedale di Verdun, dove è stata poi messa in isolamento.

Da allora, 145.062 casi sono stati confermati in Quebec. Attualmente ci sono 7.125 morti per il virus. Il Québec è la provincia più colpita dall'epidemia.

Il 13 marzo, il primo ministro François Legault ha annunciato la chiusura di tutte le scuole e degli asili nido. Rimarranno chiusi almeno fino al 4 maggio. Il governo del Quebec ha annunciato lo stato di emergenza sanitaria il giorno successivo, esortando i lavoratori a telelavoro, quando possibile, e gli anziani dai 70 anni in su a rimanere a casa e uscire il meno possibile.

Il 19 marzo, il signor Legault ha chiesto a Quebeckers di evitare di viaggiare tra le regioni del Quebec, per evitare di trasportare il virus. Il governo ha stretto le viti il 28 marzo chiudendo l'accesso a otto regioni del Quebec (Bas-Saint-Laurent, Abitibi-Témiscamingue, Côte-Nord, Saguenay-Lac-Saint-Jean, Gaspésie-Îles-de-la-Madeleine, Nord -du-Québec, Terres Cis du Québec e Nunavik), ancora nella speranza di frenare la diffusione.

Per prevenire il contagio, il governo del Quebec raccomanda misure preventive di base, come lavarsi le mani regolarmente e tossire al gomito e praticare l'allontanamento sociale.

Mutazioni virali

Variante Covid-19, nuovo ceppo, mutante, DNA, genetica ... A volte è difficile capire perché e come si verificano le mutazioni del virus.

VIRUS - "Mutazione". All'inizio del 2021, la parola era sulla bocca di tutti, in tutte le lingue, dalla scoperta all'inizio di dicembre di due varianti di Covid-19 nel Regno Unito e in Sud Africa. "Frequente", "innocuo", "più contagioso", "più pericoloso". Tutto e il suo contrario circolano sui virus mutanti. Questa confusione generale è dovuta al fatto che i meccanismi legati al funzionamento del DNA e alle mutazioni sono talvolta sconosciuti.

Cos'è una mutazione? Come e perché questo accade? Spiegato semplicemente, usando analogie come quella del libro, la genetica dei virus rende più facile vedere e capire perché scienziati e politici non si affrettano a prendere misure sanitarie per ciascuna variante.

Ciò che rende unico un virus è il suo codice genetico, il suo DNA. È la fonte della forma, delle dimensioni, della virulenza e di tutte le caratteristiche del virus. I ricercatori usano le lettere per designare gli elementi di base che compongono il codice genetico. Ce ne sono 5: A, T, C, G e U.

Prenota analogia

A seconda della loro combinazione, formano messaggi, informazioni genetiche che una volta tradotte modificano l'aspetto del virus. Un virus è quindi un po 'come un libro. Ogni autore combina le 36 lettere dell'alfabeto a modo suo per creare parole, frasi e una storia unica. Un Musso non è uguale a un Levy perché il suo testo è diverso.

Lo scopo di un virus è moltiplicarsi, tutto il resto è una conseguenza collaterale. Questa è l'unica ragione della sua esistenza. La cosa triste per lui è che non può farlo da solo. Non è in grado di copiare il suo materiale genetico, il suo DNA, senza un ospite, un altro essere vivente. In altre parole, ha bisogno di un editore, per "stampare" il suo codice genetico il più possibile.

Il virus lo fa attaccandosi alle cellule di coloro che attraversa per "infettarlo". Cioè, depositare il proprio codice genetico al loro interno. Ciò gli consente di hackerare in qualche modo la produzione genetica della cellula e creare copie di se stessa. Il virus è un libro, le cellule umane stanno stampando le case.

"Ogni copia infetterà poi altre cellule o un altro ospite", ha detto ad HuffPost Sandrine Belouzard, ricercatrice presso il Centro per le infezioni e l'immunità di Lille. Sfortunatamente, il Covid-19 è un bestseller. Vende molto bene in tutto il mondo.

I virus sono organismi che si moltiplicano milioni di volte ogni minuto, quindi ripetutamente si verificano errori. Le mutazioni sono una specie di errori di battitura nel codice genetico del virus.

Si parla di variante quando il codice genetico ha subito molte mutazioni ed è quindi diverso dal codice genetico del virus originario. Nei bestseller, questo è comune. Secondo uno studio pubblicato su Nature, sono state identificate più di 12.000 versioni diverse del coronavirus in un anno di esistenza.

Nessuno è preoccupato per queste mutazioni perché nella maggior parte dei casi sono innocue. "Di solito questo non renderà il documento migliore o peggiore, è solo un errore di battitura", ha detto ad HuffPost Emma Hodcroft, ricercatrice dell'Università di Basilea, virus genetica. Tutto dipende da dove si verificano. "C'è un rischio molto, molto piccolo che questo cambierà una parola chiave e quindi l'intero documento, ma le possibilità sono scarse".

Il codice genetico è diviso in sequenze chiamate geni, proprio come i capitoli. Ogni sequenza determina una caratteristica del virus. Le mutazioni sono preoccupanti quando si verificano nel capitolo "Contagio" o nel capitolo "Virulenza".

La variante, diverse mutazioni successive

Di solito, una mutazione da sola non è sufficiente per cambiare, perché un codice genetico è complesso e molto intrecciato. Diverse sequenze sono coinvolte in diverse caratteristiche del virus.

Sfortunatamente, se gli scienziati hanno un facile accesso al testo, è difficile leggerlo. Pertanto, quando identificano le mutazioni nelle sequenze chiave, non è immediatamente possibile per loro indicare se modificheranno il funzionamento generale del virus.

Nel contesto della pandemia Covid-19, solo le osservazioni statistiche possono confermare che un nuovo ceppo è più contagioso. B117, la variante britannica, è la maggioranza nel Regno Unito. Come si è affermato, questo è un segno che è più contagioso, soprattutto perché si sono verificate mutazioni nelle sequenze genetiche che influenzano la trasmissione del virus. Resta da stabilire con certezza quanto più velocemente circolerà questa variante.

Perché il coronavirus si sta diffondendo così rapidamente in tutto il mondo in questo momento?

Questa è la domanda che si pongono tutti gli specialisti virologici. Cosa è successo in modo che in poche settimane ci trovassimo in una situazione uguale o peggiore di quella che avevamo durante la prima ondata di covid-19.

In effetti, la velocità dello spread ci sorprende e, sebbene non abbiamo ancora tutte le risposte alla domanda, nelle ultime settimane sono state fatte alcune scoperte molto importanti che ci aiutano a capire cosa sta succedendo.

Il SARS-CoV-2 è più contagioso di altri coronavirus?

La risposta è si. Ci sono altri due coronavirus molto simili che causano anche malattie respiratorie molto gravi: SARS-CoV, apparso in Cina nel 2003, e MERS, che si è diffuso in Medio Oriente nel 2012.

Entrambi avevano un tasso di mortalità dei casi molto più alto rispetto a SARS-CoV-2 (il 35% dei pazienti con MERS è morto), ma la loro infettività era molto più bassa. Nonostante i timori iniziali, i due focolai si sono estinti senza provocare la temuta pandemia.

Ma, se sono così simili, perché l'attuale coronavirus è così altamente contagioso, quando gli altri non lo sono?

La risposta sta nell'inserimento di quattro amminoacidi.

Un virus agisce effettivamente come un parassita che deve essere introdotto in una cellula per replicarsi.

Per entrarvi si lega ad una molecola presente sulla superficie della cellula (il suo recettore) e, una volta ancorato, questo recettore agisce come un cavallo di Troia interiorizzandosi e trascinando con sé il virus nella cellula.

Per questo, **è necessario che il virus e la membrana cellulare si fondano** e lì alcuni enzimi (proteasi) svolgono un ruolo chiave nel promuovere questo processo.

Penseresti che SARS-CoV-2 sia molto più contagioso dei suoi altri due parenti stretti perché utilizza un recettore o proteasi diversi. Questo non è il caso.

Utilizza lo stesso recettore (enzima di conversione dell'angiotensina 2, ACE-2) e anche la stessa proteasi (proteasi transmembrana serina 2, TMPRSS2).

Allora qual è la differenza? Ritorniamo ai quattro amminoacidi che erano stati inseriti nella proteina spike (la "corona") del nuovo virus, e che non è presente nei precedenti.

Questi quattro amminoacidi (Arginina-Arginina-Alanina, RRAR), **creano un nuovo sito di clivaggio su cui può agire un'altra proteasi diversa, la furina, molto attiva e abbondante nel polmone.**

Per mesi si sospettava che questo sito fosse un elemento chiave per spiegare la maggiore infettività di SARS-CoV-2, ma solo di recente abbiamo confermato questa ipotesi.

In un interessante studio, è stata prodotta in laboratorio una variante di SARS CoV-2, in cui questi quattro amminoacidi sono stati rimossi, in modo che il sito di scissione per il furano non esistesse più.

La variante risultante aveva una minore capacità di infettare le cellule polmonari in vitro e anche una minore capacità di infettare animali modello.

I criceti infettati con la variante delineata erano molto lievemente malati e il virus aveva una scarsa capacità di replicazione, mentre gli animali infettati con SARS-CoV-2 non trattata soffrivano di una grave malattia.

Pertanto, questo sito di scissione della furina (i quattro amminoacidi inseriti) conferisce al virus che causa il covid-19 un'infettività molto maggiore rispetto ai suoi predecessori del 2003 e del 2012.

Ma non è tutto. Dati molto recenti hanno dimostrato che, a seguito del taglio per furano, si crea un secondo sito in SARS-CoV-2, anch'esso assente nei suoi predecessori, che favorisce l'infezione interagendo con una nuova molecola **: la neuropilina,** che aiuta ulteriormente l'ingresso del virus.

Un piccolo cambiamento ci ha causato un grosso problema.

Nuove varianti più contagiose

Questi dati spiegano perché il virus è più contagioso dei precedenti, ma la progressione della malattia ora sembra essere molto più veloce che in primavera. Quello che è successo ?

Ebbene, il virus si è trasformato, e questa volta in un singolo amminoacido: l'amminoacido 614 della proteina spike, originariamente un aspartato, ora è una glicina.

Questa è chiamata mutazione D614G. Ha cominciato a essere identificato in Europa alla fine di febbraio, e ad aprile la maggior parte dei virus in circolazione contenevano già questa variante ora egemonica nel continente.

La logica indicava che questo cambiamento minimo, un amminoacido per un altro, era sufficiente a conferire un'infettività molto maggiore poiché la variante mutata era riuscita a sostituire completamente l'originale.

Questo doveva essere dimostrato in laboratorio. E, in effetti, questa variante è molto più efficiente nell'infettare diversi tipi di cellule.

Soprattutto, anche gli animali lo supportano. Quando i criceti sono stati inoculati con la nuova variante, si è scoperto che era molto più efficace nell'infettare le cellule del naso e della trachea, ma non il polmone.

Inoltre, quando gli animali ricevevano entrambi contemporaneamente, quello mutato superava rapidamente l'originale.

Questi esperimenti ci mostrano che la nuova variante, ora dominante, è molto più contagiosa.

Fortunatamente, non è più virulento, poiché non vi è alcuna differenza nella capacità di infettare le cellule polmonari. Allo stesso modo, non è stata stabilita alcuna correlazione nei pazienti tra la nuova variante e la gravità della malattia.

La variante spagnola

Recentemente è stata rilasciata una nuova variante, ora dominante in Europa.

Scienziati spagnoli e svizzeri hanno scoperto una nuova mutazione (che viene aggiunta a D614G), e che ancora deriva dal cambiamento di un amminoacido: l'alanina 222 nella spicola è sostituita da una valina (mutazione 20A.EU1).

È stato rilevato in 7 campioni spagnoli e 1 olandese ottenuti il 20 giugno. Il 18 luglio è stato nel Regno Unito, il 22 luglio in Svizzera e il 23 luglio in Irlanda. In Nuova Zelanda, era il 22 settembre.

Sebbene il significato biologico di questa variante non sia ancora noto, è possibile che conferisca al virus una capacità infettiva ancora maggiore a causa della sua rapida diffusione.

Come ci siamo arrivati?

Per spiegare questo, ci sono elementi legati al virus e altri al comportamento sociale.

L'onda di corrente può essere dovuta a una variante molto più contagiosa di quella primaverile, ma non più mortale, il che è in parte il motivo dell'enorme velocità di propagazione.

In questo senso, è possibile che quanto vissuto in Spagna sia stato un assaggio del momento della seconda ondata che sta interessando ormai tutta l'Europa, visto che la nuova variante sarebbe nata proprio in questo Paese.

Questa situazione è stata molto probabilmente aiutata da una frenata riduzione dell'escalation e da comportamenti sociali sconsiderati durante l'estate, quindi non ci sono solo effetti attribuibili al virus.

Due buone notizie, per concludere. Queste mutazioni, oltre ad essere non più patogene, probabilmente non avranno alcun effetto sui vaccini in fase di sviluppo, che si basano sulla sequenza originale, né sulla capacità di bloccare il virus neutralizzando gli anticorpi monoclonali che stanno per essere approvati. È già qualcosa.

Neuropilina-1, un nuovo giocatore nella risposta immunitaria primaria.

È stato appena compiuto un passo per comprendere i meccanismi coinvolti nel sistema immunitario. Il lavoro svolto dal team Inserm - U567, Institut Cochin -, guidato da Paul-Henri Roméo, ha infatti dimostrato che la neuropilina-1, precedentemente considerata un recettore neurale, ha anche un ruolo essenziale nell'innesco della risposta immunitaria primaria.

Lo scatto della risposta immunitaria primaria, essenziale per la sopravvivenza dei vertebrati, ha appena svelato alcuni dei suoi segreti. Come dimostrato dal team di Paul-Henri Roméo (Inserm unit 567, Institut Cochin, Parigi) in collaborazione con il team di Olivier Hermine (Dipartimento di ematologia e CNRS UMR 8603, Hôpital Necker, Parigi), questa risposta mette in gioco un recettore che , fino ad allora, era stato descritto solo nel sistema nervoso e nel sistema immunitario. Questa scoperta conferma la correlazione dei meccanismi molecolari utilizzati dai sistemi immunitario e nervoso. Inoltre, apre la strada allo sviluppo di nuovi trattamenti per i disturbi dell'immunità, come le malattie autoimmuni, nonché alcuni tipi di cancro e infezioni virali.

Il sistema immunitario dei vertebrati è costituito da diverse popolazioni cellulari responsabili della rilevazione e quindi della neutralizzazione degli elementi patogeni presenti nell'organismo: virus, batteri, parassiti, ma anche cellule cancerose. Agenti insostituibili di questo sistema, le cellule dendritiche monitorano continuamente l'integrità dei tessuti periferici per gli agenti patogeni che possono assorbire. Quindi migrano verso i linfonodi, presentando sulla loro superficie allargata frammenti dell'intruso (gli antigeni). Nei linfonodi entrano in contatto con i linfociti T quiescenti per attivarli e provocarne la proliferazione. La risposta immunitaria può quindi iniziare.

Alcune delle molecole coinvolte nell'accoppiamento tra cellule dendritiche e cellule T erano già note, ma solo una di esse sembrava svolgere un ruolo nell'attivazione delle cellule T quiescenti. Il mistero persisteva quando il team di Paul Henri Roméo (unità Inserm 567, Institut Cochin) trovò, nelle cellule dendritiche, l'espressione di una proteina che non aveva nulla a che fare con essa: la neuropilina 1. Quest'ultima era stata fino ad allora identificata come uno dei principali attori nella creazione di reti neurali. Più precisamente, è il recettore delle molecole (ligandi) che guidano il processo di migrazione delle estremità delle cellule nervose.

Nel tentativo di saperne di più, i ricercatori di Inserm hanno utilizzato un anticorpo diretto contro la neuropilina 1 e hanno localizzato questa proteina nelle cellule dendritiche e nei linfociti T dalle biopsie dei linfonodi umani. La neuropilina 1 viene rilevata anche sulle cellule dendritiche in maturazione in vitro e sulle cellule T quiescenti purificate dal sangue adulto. Nessuna traccia, invece, di noti ligandi di neuropilina, in queste cellule. Da qui la domanda fondamentale: la neuropilina nelle cellule dendritiche si accoppierebbe direttamente con quella nelle cellule T per innescare la risposta immunitaria primaria? Con esperimenti per bloccare la neuropilina-1 o per esprimere questa proteina in cellule che non la producono normalmente, i ricercatori francesi hanno dimostrato che questa interazione neuropilina 1 / neuropilina 1 è necessaria per l'interazione tra cellule dendritiche e linfociti T.

Nuovi esperimenti sono attualmente in corso nell'unità Inserm per comprendere meglio i meccanismi fini di questa interazione ed è stato depositato un brevetto per l'uso di questa molecola e dei suoi derivati nel sistema immunitario.

Le conseguenze di questa scoperta sono significative. La neuropilina 1 potrebbe infatti servire come bersaglio terapeutico, per attivare o, al contrario, per bloccare la risposta immunitaria. Inizialmente, i ricercatori dell'istituto intendono testare gli anticorpi anti-neuropilina 1 in modelli murini di patologie autoimmuni al fine di chiarire le applicazioni mediche della loro scoperta. Da un punto di vista biologico, la scoperta di un nuovo recettore presente sia nel sistema immunitario che nel sistema nervoso rafforza il concetto di **"sinapsi immunologica" : le interazioni cellulari nel sistema immunitario sembrano coinvolgere meccanismi, anche molecole, identici a quelli utilizzati nelle interazioni tra cellule nervose (sinapsi neuronali).** Apparentemente sta emergendo un nuovo campo di ricerca, al punto di convergenza tra due campi fino ad ora molto distanti e che potremmo chiamare "neuroimmunologia cellulare**".**

La nuova proteina ospite indica la strada per un potenziale trattamento contro il Covid 19

Cosa rende SARS CoV 2 così contagioso? In uno studio innovativo, gli scienziati identificano una nuova proteina che potrebbe essere responsabile della sua rapida diffusione. Descrivono anche come il blocco dell'interazione tra il virus e la proteina ospite riduce l'infezione.

Il coronavirus che attualmente affligge il mondo è stato in grado di infettare gli esseri umani così rapidamente grazie a una proteina virale chiamata Spike. La proteina Spike, che copre la superficie del virus SARS CoV 2 con proiezioni a forma di corona (da cui il nome coronavirus), si attacca e invade le cellule umane nel corpo. Gli scienziati hanno scoperto che per raggiungere questo obiettivo, questa proteina si lega a una proteina del recettore dell'ospite chiamata enzima di conversione dell'angiotensina 2, o ACE2.

La nuova proteina che rafforza l'infezione virale

Un recente studio parzialmente supportato dal progetto CHUbVi, finanziato dall'UE, ha identificato un'altra proteina recettore dell'ospite chiamata neuropilina 1 che potrebbe contribuire alla rapida diffusione della SARS CoV 2 nelle cellule umane. "Osservando la sequenza della proteina Spike di SARS CoV 2, siamo rimasti colpiti dalla presenza di una piccola sequenza di amminoacidi che sembrava imitare una sequenza di proteine trovate nelle proteine umane e che interagiscono con la neuropilina 1 Coautori Yohei Yamauchi , Peter Cullen e Boris Simonetti dell'Università di Bristol nel Regno Unito hanno spiegato in un comunicato stampa pubblicato sul sito web dell'università. "Questo ci ha portato a formulare una semplice ipotesi: è possibile che la proteina Spike della SARS CoV 2 si associ alla neuropilina 1 per contribuire all'infezione virale delle cellule umane?

È molto interessante notare che applicando una serie di approcci strutturali e biochimici siamo stati in grado di stabilire che la proteina Spike della SARS CoV 2 si lega effettivamente alla neuropilina 1. " Gli scienziati hanno studiato la biochimica dell'interazione tra la proteina Spike e la neuropilina 1. Hanno scoperto che consentendo alla proteina virale Spike di avviare questa interazione, la neuropilina 1 le consente di entrare nelle cellule umane e quindi di dare un contributo significativo all'aumento dell'infezione. "Una volta stabilito che la proteina Spike si lega alla neuropilina 1, siamo stati in grado di dimostrare che l'interazione serve a migliorare l'invasione della SARS CoV 2 delle cellule umane coltivate in colture cellulari", hanno detto nello stesso comunicato stampa.

Farmaci e anticorpi per bloccare l'interazione

La ricerca ha portato alla scoperta di importanti inibitori in grado di bloccare il legame della proteina Spike alla neuropilina 1. "Utilizzando anticorpi monoclonali - proteine create in laboratori che sembrano anticorpi naturali - o un farmaco selettivo che blocca l'interazione, siamo stati in grado di ridurre la capacità della SARS CoV 2 di infettare le cellule umane ", hanno osservato Yohei Yamauchi, Peter Cullen e Boris Simonetti. "Questo serve per evidenziare il potenziale valore terapeutico della nostra scoperta nella lotta contro COVID 19." Capire come la proteina Spike riconosce le cellule umane è un passo essenziale nella creazione di terapie antivirali e vaccini per il trattamento della malattia da coronavirus. "Per battere COVID 19, dipenderemo da un vaccino e da un arsenale di trattamenti antivirali efficaci.

La nostra scoperta sul legame della proteina SARS CoV 2 Spike alla neuropilina 1 e la sua importanza nell'infezione virale apre una strada precedentemente sconosciuta per i trattamenti antivirali per arginare l'attuale pandemia di COVID 19 ", hanno commentato i ricercatori. I risultati di questo studio supportato dal progetto CHUbVi (Ubiquitin Chains in Viral Infections) sono stati pubblicati sulla rivista "Science". Il progetto di sei anni terminerà nel 2026.

Sintomi del coronavirus: il primo, è durato, cosa fare?

Mal di gola, raffreddore, vomito ... Diversi sintomi possono caratterizzare l'infezione da Covid-19. Può anche essere asintomatico, il che non impedisce alla persona di essere contagiosa. Quali segni all'inizio? Per giovani persone ? Bambini ? Qual è la loro durata? Cosa fare ? Suggerimenti da seguire.

Quali sono i sintomi più comuni?

In uno studio europeo pubblicato nell'aprile 2020 da una cinquantina di medici e ricercatori ORL su 1.420 pazienti con infezione da COVID-19 lieve o moderata, i sintomi più comunemente osservati sono: mal di testa (70,3%), **perdita dell'olfatto (70,2%), ostruzione nasale (67,8%), tosse (63,2%), astenia (63,3%), mialgia (62,5%), rinorrea (60,1%), disfunzione del gusto (54,2%), mal di gola (52,9%). La febbre è stata segnalata dal 45,4% dei pazienti.**

Sintomi nei giovani

Gli autori dello studio europeo confermano che la prevalenza dei sintomi varia in base all'età e al sesso. Dei loro pazienti, 962 erano donne (67,7%) e 459 uomini (32,3%).

• **I pazienti giovani** hanno più spesso disturbi ORL (orecchio, naso e gola).

• **I pazienti anziani** spesso presentano febbre, affaticamento e perdita di appetito.

• **Gli uomini** soffrono di tosse e febbre più frequentemente.

• Perdita dell'olfatto, mal di testa, ostruzione nasale e affaticamento **sono più comuni nelle donne.**

Secondo una pre-pubblicazione pubblicata online nell'agosto 2020 sulla piattaforma medica Medrxiv, i bambini presentano anche più sintomi gastrointestinali rispetto agli adulti.

Quali sintomi nel bambino, il bambino più grande?

In pediatria, il Covid-19 **spesso non è molto sintomatico**, soprattutto nei neonati. Tra i segni che possono far sorgere il sospetto di un'infezione da coronavirus nei bambini, la Società pediatrica francese elenca:

• febbre> 38 °, irritabilità insolita,

• una tosse febbrile,

• feci acquose, vomito, dolore addominale

- i segni di gravità sono: tosse o difficoltà respiratorie associate a uno dei seguenti segni: cianosi, distress respiratorio acuto (gemiti), segni di polmonite: bere o allattare impossibile, incoscienza o convulsioni, tachicardia, chiazze.

Le forme gravi e la letalità nei bambini sono eccezionali. Sembrano essere un po 'più comuni nei bambini molto piccoli.

Qual è l'ordine di insorgenza dei sintomi?

I primi sintomi di un'infezione da Covid-19 molto spesso non sono molto specifici : **mal di testa**, **dolori muscolari**, **affaticamento.** Tuttavia "a seconda dell'inizio della malattia, possiamo prevedere cosa accadrà nelle fasi secondarie e in particolare nella fase infiammatoria, la terza fase" ha spiegato il dottor Michel Baux, medico di medicina generale, invitato al punto Olivier Véran press a novembre 5. Nell'agosto 2020, i ricercatori della University of Southern California (USC) hanno definito un ordine di comparsa di questi sintomi dopo aver analizzato i dati di oltre 56.000 persone infette in Cina. Si sono concentrati sui sintomi più oggettivi (tosse, febbre ...) ed hanno escluso sintomi più soggettivi come effetti neurologici o perdita dell'olfatto. Alla fine del loro studio, hanno indicato che il più delle volte si è **manifestata prima la febbre** (quando è presente, cosa che non è sempre il caso), **una tosse**, **poi dolori muscolari**, nausea e / o vomito e infine diarrea. Il peggioramento clinico si verifica in media da **8 a 9 giorni dopo i primi sintomi.**

Un raffreddore

"In oltre l'80% dei casi, i segni (di un'infezione da coronavirus) sono minori. Si tratta di tonsillite o nasofaringite" ha osservato la professoressa Karine Lacombe, capo del dipartimento di malattie infettive dell'ospedale Saint-Antoine di Parigi, nel marzo 2020 I primi pazienti affetti da coronavirus hanno infatti descritto i sintomi del comune raffreddore (naso che cola, stanchezza ...) ma anche uno stato influenzale che può essere "potente" come ci ha spiegato Olivier Sadou, contagiato dal coronavirus, a marzo. Anche dolori e una sensazione generale di depressione sono sintomi dell'infezione.

Cosa hanno in comune il raffreddore e il Covid-19?

I primi sintomi di un'infezione da Covid-19 possono essere **molto simili** a quelli di un raffreddore. Il comune raffreddore e il Covid-19 di solito iniziano con gli stessi sintomi : **ti senti febbricitante**, **stanco, hai il naso che cola** (ciò che viene chiamato rinorrea o naso che cola in termini medici), **hai mal di gola** (dolore faringeo), **starnutisci e puoi tossire**, descrive il professor Charles Cazanave. I sintomi della sfera ORL sono i più frequenti in entrambi i casi perché SARS-CoV-2 o il virus responsabile della rinofaringite sono due virus che passano attraverso il naso e scendono ai bronchi ".

Quali sono le differenze tra il comune raffreddore e il Covid-1

Virus diverso

Gli agenti infettivi non sono gli stessi. "Il virus del raffreddore più famoso è il **rhinovirus**, anche se alcuni coronavirus (i coronavirus sono una famiglia di diversi virus) possono anche causare raffreddori. Attenzione, questi coronavirus sono **lievi e** non hanno nulla a che fare con SARS-CoV -2, lui responsabile del Epidemia di Covid-19 ", descrive lo specialista. Il coronavirus che causa la rinofaringite **non ha la stessa aggressività** del coronavirus responsabile del Covid-19. "Tutti si curano facilmente dal raffreddore, mentre purtroppo non tutti si curano da un Covid-19", vorrebbe chiarire il nostro interlocutore.

Sintomi diversi

Alcuni sintomi differiscono tra Covid-19 e il comune raffreddore e alcuni sono associati solo a una delle due malattie: "Una persona che ha il raffreddore ha il naso che cola e il naso chiuso. Questo può quindi portare a una leggera secrezione. **Odore e gusto, ma questo è semplicemente dovuto all'ostruzione nasale, mentre una persona con** Covid-19 non ha il naso chiuso, ma può avere un'improvvisa perdita dell'olfatto e / o del gusto ", spiega lo specialista in malattie infettive. Infine, **problemi dermatologici** (eruzioni cutanee, porpora) e segni digestivi (diarrea) possono **essere suggestivi di** Covid-19 quando sono quasi inesistenti durante il raffreddore.

Periodo di incubazione diverso

L'incubazione della rinofaringite è più breve di quella del Covid-19: **2-3 giorni** per la rinofaringite contro **5-8 giorni** per il Covid-19.

Profili: pazienti di età diverse

La nasofaringite colpisce i giovani, in particolare i bambini di età compresa **tra 6 mesi e 7 anni**, il che non è il caso del Covid-19. Le persone infette hanno in media **71 anni**, indica la sanità pubblica in Francia. Inoltre, meno del 2% delle persone infettate da Covid-19 sono bambini e adolescenti di età inferiore a 15 anni.

Mortalità diversa

Al 21 settembre, secondo Public Health France, **il tasso di mortalità da Covid-19** (numero di decessi segnalati alla popolazione generale) può essere stimato allo **0,05%.** In altre parole, circa un francese su 2.000 muore a causa di esso (ma questo tasso è molto difficile da valutare per una malattia infettiva che è spesso asintomatica e sottodiagnosticata). **Il tasso di mortalità dei casi** COVID-19 (numero di decessi rispetto al numero di pazienti) è stimato al **7,5%.** In altre parole, una persona su 13 con diagnosi di Covid-19 muore (questo tasso è in calo, tuttavia). **Tutte queste cifre stanno cambiando e dovrebbero essere prese con le pinze**. D'altra parte, non si muore di una rinofaringite isolata, che rimane **un'infezione benigna**. Il sistema immunitario di solito combatte il virus entro una settimana. Tuttavia, ma questo rimane raro, nelle persone a rischio (persone che hanno subito un trapianto di midollo osseo per esempio), i rinovirus possono causare complicazioni respiratorie che possono portare a polmonite batterica e potenzialmente fatale.

Cold o Covid-19: come lo sai?

A seconda dei tuoi sintomi e della loro gravità, puoi capire la differenza tra un raffreddore e un Covid-19. **Il consiglio medico è necessario** per evitare di perdere una forma insolita, soprattutto quando i sintomi persistono e / o "L'unico modo per escludere il Covid-19 è fare il test" ricorda la ghiaia.

Fai attenzione, un mal di gola isolato non è indicativo di un raffreddore o di un'infezione da Covid-19. D'altra parte, può far pensare a mal di gola o faringite.

Punti comuni tra influenza e Covid-19

Il virus responsabile del Covid-19 ha somiglianze con quello dell'influenza. Le due malattie sono "**infezioni respiratorie del tipo di polmonite virale**", descrive il professor Arnaud Fontanet, direttore del dipartimento di salute globale presso l'Istituto Pasteur e capo dell'unità di epidemiologia per le malattie emergenti. Ecco i loro

Sintomi influenzali o covidi 19 e sintomi simili.

"In primo luogo, il virus COVID-19 e il virus dell'influenza danno un quadro clinico simile, caratterizzato da **manifestazioni respiratorie**. La sintomatologia è molto varia: mentre alcuni soggetti sono asintomatici o hanno sintomi lievi, altri hanno eventi gravi o addirittura la morte", afferma il Organizzazione mondiale della Sanità. I due virus **provocano sintomi simili.** "Naso che cola, febbre, tosse, rigidità, stanchezza, i primi sintomi del Covid-19 sono paragonabili a quelli dell'influenza" conferma il dottor Pierre Parneix, ufficiale medico e medico ospedaliero in sanità pubblica.

Modalità di trasmissione simile.

I due virus si trasmettono allo stesso modo: per contatto ravvicinato (meno di 1,5 metri), per goccioline respiratorie (postiglioni, starnuti ...) o attraverso un oggetto o una superficie, precedentemente toccati da una persona infetta.

Differenze tra influenza e Covid-19

Tempo di incubazione. L'influenza ha un periodo di incubazione più breve (tempo tra l'infezione e l'insorgenza dei sintomi) rispetto a Covid-19: tra 1 e 3 giorni per l'influenza rispetto a 3-5 giorni (a volte fino a 14 giorni) per Covid-19.

Velocità di trasmissione. Il coronavirus ha un intervallo seriale (velocità di trasmissione del virus tra 2 casi consecutivi sulla catena di trasmissione) da 5 a 6 giorni mentre l'influenza ha un intervallo seriale di 3 giorni. L'influenza si diffonde quindi più velocemente del Covid-19.

Tasso di riproduzione. Il tasso di riproduzione del Covid-19 (numero di infezioni secondarie causate da un individuo infetto) è da 2 volte a 2,5 volte superiore a quello dell'influenza.

Persone colpite. I bambini sono vettori importanti per la trasmissione del virus dell'influenza a coloro che li circondano. Per Covid-19, gli studi indicano che i bambini sono meno colpiti rispetto agli adulti e che i tassi di attacchi clinici nei bambini di età compresa tra 0 e 19 anni sono bassi.

Complicazioni. Covid-19 ha tassi più elevati di forme gravi e complicazioni rispetto all'influenza. Tra le complicazioni di un'infezione da coronavirus: sindrome da distress respiratorio acuto, insufficienza renale acuta o addirittura insufficienza multiorgano ...

Morti-mortalità-coronavirus "nome" morti-mortalità-influenza-o-coronavirus ".

Mortalità. Ad oggi, 30.950 persone sono morte a causa del Covid-19 in Francia. L'influenza uccide ogni anno "tra i 10.000 ei 15.000 decessi, principalmente in soggetti fragili" in Francia, secondo l'Istituto Pasteur.

Vaccino. Sono in fase di sviluppo diverse dozzine di vaccini contro Covid-19, ma attualmente non esiste un vaccino contro questa malattia. Tuttavia, ogni anno è disponibile un vaccino antinfluenzale.

Trattamenti. Diversi trattamenti per Covid-19 sono attualmente in fase di sperimentazione clinica, ma non è disponibile alcun trattamento approvato. D'altra parte, ci sono antivirali contro il virus dell'influenza.

Cosa fare in caso di sintomi ?

▶ Se si dispone di uno dei sintomi sopra menzionati, chiamare il medico o consultarlo mediante teleconsulto e descrivere i sintomi. **Resta a casa ed esci solo quando necessario**, sempre con la maschera. Proteggiti con una maschera a casa se vivi con altre persone. Per domande generali sul virus (viaggio, sintomi): numero verde 0.800.130.000 (chiamata gratuita)

▶ In caso di difficoltà respiratorie, chiamare il 15 (o il 114 per le persone non udenti o ipoudenti).

Perché fare il vaccino antinfluenzale ?

Il vaccino antinfluenzale non protegge in alcun modo dall'infezione da Covid-19. Tuttavia, in questo contesto epidemico, medici, scienziati, sindacati e politici raccomandano sempre più la vaccinazione contro l'influenza stagionale e chiedono quest'anno **una vaccinazione più ampia della popolazione**. E questo per molte ragioni:

▶ Escludere l'ipotesi di influenza in una persona vaccinata se presenta sintomi indicativi di Covid-19.

▶ Limitare la folla nei laboratori e nei centri di screening.

▶ Allevia la congestione negli ospedali e negli studi medici, particolarmente frequentati dai malati di influenza in autunno / inverno.

► Evitare la contrazione delle due malattie, che sarebbe molto pericolosa, anche mortale.

► Evita una "doppia ondata" di Covid-19 e l'influenza stagionale.

Tuttavia "il rischio di un incentivo troppo ampio è quello di non avere dosi sufficienti per vaccinare i più vulnerabili, insiste nel chiarire Carine Wolf-Thal, presidente dell'Ordine dei farmacisti, citata da Le Parisien il 15 settembre. Ci stiamo organizzando per vaccinare". di più, prosegue, e crede che dobbiamo aumentare il numero di vaccinatori. Possiamo immaginare una combinazione di test PCR e vaccino antinfluenzale effettuato da farmacisti biologi ". In termini di scorte, i laboratori prevedono un forte aumento delle vaccinazioni antinfluenzali. Per soddisfare la domanda, Sanofi Pasteur, ad esempio, ha aumentato la sua produzione del 20% (250 milioni di dosi).

Fonti :

- Domande e risposte : somiglianze e differenze tra COVID-19 e influenza, Organizzazione mondiale della sanità.

  - Intervista con il dott.Pierre Parneix, igienista medico specializzato in sanità pubblica, realizzata nel febbraio 2020.

Revisione della ricerca nella lotta al Covid-19

Le Giornate europee della ricerca e dell'innovazione hanno offerto a quattro ricercatori finanziati dall'UE l'opportunità di discutere in che modo i loro progetti stanno contribuendo a trovare soluzioni alla pandemia di coronavirus.

In un tempo molto breve, COVID-19 ha avuto un impatto enorme sulla salute degli individui, della società e delle economie in tutto il mondo. Tuttavia, molto prima della crisi del coronavirus, i ricercatori finanziati dall'UE avevano prodotto conoscenze e sviluppato tecnologie che ora possono fornire soluzioni a vari problemi legati alla pandemia. Organizzate virtualmente dal 22 al 24 settembre, le Giornate europee della ricerca e dell'innovazione di quest'anno hanno fornito l'opportunità di "fare il punto sui risultati della ricerca e dell'innovazione nel contesto della risposta globale alla pandemia COVID-19", come riportato dal Consiglio europeo della ricerca Sito web (ERC). Fin dal primo giorno, la sessione "Ricerca all'avanguardia per combattere il COVID-19" ha riunito quattro eminenti scienziati che hanno presentato i loro progetti di ricerca e contributi innovativi per uscire dalla crisi del coronavirus. I relatori includevano Balpreet Singh Ahluwalia dell'Università di Tromsø - Arctic University of Norway, Meike Bartels dell'Amsterdam University Medical Center, Sunetra Gupta dell'Università di Oxford e Vincenzo Cerullo dell'Università di Helsinki.

Ricerca esplorativa transdisciplinare

Balpreet Singh Ahluwalia, destinatario di sovvenzioni dai progetti NANOSCOPY e Nano-Chip, ha spiegato perché è probabile che lo sviluppo di microscopi a prezzi accessibili possa aiutare nella lotta contro COVID-19. Il professor Ahluwalia e il suo team hanno progettato una tecnologia per ridurre il costo dei nanoscopi odierni (microscopi che misurano la risoluzione su scala nanometrica) che li rende inaccessibili alla maggior parte dei ricercatori. Il loro nanoscopio ottico basato su chip fotonici dovrebbe ridurre significativamente il costo dei dispositivi attuali, consentendone l'uso su larga scala nelle cliniche e negli ospedali. La ricerca di Meike Bartels, beneficiaria di una borsa di studio per il progetto WELL-BEING, mira a identificare le influenze genetiche e ambientali sul benessere. La professoressa Bartels e il suo team hanno ampliato il loro studio per includere un esame dell'impatto della pandemia sulla qualità della vita delle persone, il loro ottimismo e la loro comprensione del significato della vita.

I risultati preliminari indicano che gli effetti della pandemia sul benessere sono negativi. Dimostrano inoltre che occorre compiere sforzi per cercare di identificare gli effetti positivi al fine di utilizzarli per "ricostruire e riaprire il mondo", come afferma il documento pubblicato dal CER: "COVID-19: Frontier research in the spotlight" . La ricerca di Sunetra Gupta, beneficiaria di sovvenzioni dai progetti DIVERSITY e UNIFLUVAC, si concentra su ciò che preoccupa la maggior parte delle persone oggi: i vaccini. Il professor Gupta sta studiando la coevoluzione ospite e patogeno nella selezione immunitaria e come gli epitopi possono essere utilizzati per creare vaccini antinfluenzali. Applicando questo metodo di ricerca al ceppo responsabile del COVID-19, il suo team potrebbe infine contribuire a creare un vaccino che copra tutti i ceppi di coronavirus che causano la sindrome respiratoria acuta grave. I vaccini sono anche al centro del lavoro di Vincenzo Cerullo, beneficiario del contributo per i progetti PeptiCrad e PeptiCHIP.

Quando è iniziata la pandemia, il professor Cerullo e il suo team hanno adattato la loro tecnologia di vaccinazione contro il cancro ai vaccini SARS-CoV-2. Il loro nuovo software è in grado di identificare i punti deboli del coronavirus e, in pochi minuti, incorporare quei punti deboli nei vaccini esistenti. Il risultato è un potente vaccino in grado di colpire tutti i punti deboli del virus. DIVERSITY (Evolution of Pathogen and Host Diversity), Nano-Chip (Affordable photonic-chip based optical nanoscopy), NANOSCOPY (High-speed chip-based nanoscopy to discover real-time sub-cellular dynamics) and UNIFLUVAC (A novel universal) progetti di vaccino antinfluenzale mirati a epitopi di variabilità limitata) sono già terminati. Mentre i progetti PeptiCHIP (PEPTICHIP: Streamlined Identification of tumor neoantigens for custom anti-cancer immunotherapy), PeptiCrad (Personalized oncytic vaccines for cancer immunotherapy) e WELL-BEING (The dynamics sottostante Well-being; Understanding the Exposome-Genome interplay) sono in corso.

Quali strategie adottare per contrastare l'epidemia?

Con l'obiettivo di contribuire alla lotta in corso contro la crisi sanitaria causata dal COVID-19, un'iniziativa finanziata dall'UE sta gettando le basi per una serie di lavori scientifici.

Dato il ritmo della sua diffusione e le sue conseguenze, la pandemia COVID-19 rappresenta una sfida senza precedenti per i responsabili politici di tutta Europa. Questo focolaio di coronavirus segna il ritorno di un vecchio nemico familiare.

Niente ha ucciso più esseri umani di virus, batteri e parassiti che causano malattie, come la peste nera, il vaiolo, l'influenza spagnola e la malaria. In effetti, le malattie infettive sono ancora una delle principali cause di morte nel mondo. I crescenti sforzi per combattere COVID-19 e altre recenti epidemie, come il virus Ebola e la sindrome respiratoria acuta grave (SARS), hanno evidenziato la necessità di prevedere il corso dell'epidemia. Il progetto Complessità e prevedibilità delle epidemie: verso un'infrastruttura computazionale per le previsioni epidemiche (EPIFOR), finanziato dall'UE, è in prima linea in questi studi volti a prevedere e controllare in modo più efficace la diffusione delle epidemie. Epidemiologia computazionale, che combina diverse discipline come la matematica, statistica, informatica ed epidemiologia, aiuta gli scienziati a raccogliere e fondere grandi set di dati sulle epidemie storiche sulla base dei quali è poi possibile costruire modelli informatici. Questi modelli possono essere utilizzati per fornire previsioni precise e dettagliate sulla diffusione di future epidemie. In un articolo pubblicato sul sito web del Consiglio europeo della ricerca (CER), un ricercatore EPIFOR spiega come il progetto ha aiutato gli scienziati a creare tali modelli. Vittoria Colizza, dell'Istituto Nazionale di Salute e Ricerca Medica (Inserm), spiega: "Nell'ambito del progetto EPIFOR, finanziato dal CER e portato a termine tra il 2008 e il 2013, io e il mio team abbiamo sviluppato una serie di strumenti informatici che potrebbe fornire previsioni precise di future epidemie virali, consentendo così una risposta efficace e tempestiva alla minaccia. L'obiettivo era rafforzare la nostra capacità di controllare la trasmissione della malattia, migliorare gli interventi mirati e comprendere meglio i suoi effetti su vaste popolazioni ".

Una corsa contro il tempo

La signora Colizza sottolinea la pandemia H1N1 del 2009 (influenza A) e l'epidemia di MERS-CoV che ha coinciso con la durata di EPIFOR. Queste due epidemie hanno dato ai ricercatori l'opportunità di testare i loro approcci in situazioni reali. "Questi esperimenti hanno confermato le capacità significative dei modelli informatici sviluppati e fornito tendenze utili per prevedere la potenziale futura diffusione di malattie infettive". Aggiunge che in Inserm, gli esperti "lavorano 24 ore su 24 come parte di un team multidisciplinare per aiutare a gestire la crisi sanitaria causata dall'epidemia di COVID-19. I nostri sforzi sono supportati da molti altri progetti H2020; e va notato che i modelli informatici e altri strumenti sviluppati nell'ambito di EPIFOR sono serviti come base per questo lavoro e svolgono un ruolo determinante ".

Gli scienziati coinvolti in questi sforzi hanno anche scritto diversi articoli "utilizzando modelli informatici per prevedere la diffusione della malattia e l'impatto previsto delle misure di mitigazione messe in atto in tutta Europa", afferma Colizza. Un rapporto pubblicato sul sito web del laboratorio EPIcx di Inserm ne è un buon esempio. Valuta l'impatto della chiusura delle scuole e del telelavoro, concentrandosi su tre regioni francesi (Île-de-France, Hauts-de-France e Grand Est). "I risultati numerici mostrano che la chiusura delle scuole da sola avrebbe benefici limitati nel ridurre il picco di incidenza (riduzione inferiore al 10% con una chiusura di otto settimane per le aree nella fase iniziale dell'epidemia). Ma quando questa misura è combinata con il telelavoro del 25% degli adulti, la chiusura delle scuole per otto settimane sarebbe sufficiente per ritardare il picco di quasi due mesi, mostrando così una riduzione di circa il 40% dell'incidenza del picco ".

Una nuova strategia

Come controllare lo sviluppo di una grave epidemia che colpisce ormai tutti i continenti? COVID-19 sta testando società e governi. Contro questa malattia virale, nessun vaccino o farmaco è ancora disponibile. Nessuno era immune a questo virus emergente ed è difficile stimare per quanto tempo le persone che lo contraggono saranno immuni. Quale strategia scegliere per proteggere le popolazioni, controllare la diffusione del virus, adeguarsi alle capacità dei sistemi sanitari e limitare gli impatti sull'attività delle società? Analisi di due strategie: mitigazione e soppressione.

Il mondo sta ora vivendo **la più grave crisi sanitaria dall'influenza spagnola** (H1N1) del 1918. Per contenere questa pandemia, che probabilmente è ancora agli inizi, **e per evitare un collasso dei sistemi sanitari, i governi devono prendere provvedimenti. un'emergenza e in un contesto di grande incertezza**. Per fare questo, vengono consigliati da gruppi di esperti con profili diversi che cercano di fornire un parere motivato sulle strategie di lotta e sulle loro conseguenze politiche, sociali ed economiche. In Francia, il governo è guidato da due comitati di esperti, il comitato scientifico e il comitato per la ricerca e l'analisi delle competenze.

La situazione globale e le misure di controllo messe in atto dai paesi colpiti stanno cambiando molto rapidamente. Per avere una valutazione aggiornata della situazione mondiale che cambia su base giornaliera, è possibile fare riferimento a molte risorse online in continuo aggiornamento, in particolare il sito dell'Organizzazione Mondiale della Sanità o la mappa interattiva dell'Università John Hopkins. Gli approcci utilizzati per affrontare l'epidemia variano da paese a paese e possono anche susseguirsi nel tempo. Alcuni governi preferiscono mitigare l'epidemia, ma lasciando che il virus si diffonda tra la popolazione, questa è **la strategia di mitigazione** adottata dai Paesi Bassi e inizialmente prevista dal Regno Unito. Altri paesi scelgono di mettere in quarantena e contenere città di milioni di persone non appena vengono annunciati alcuni casi, questa **è la strategia di mitigazione.**

La pietra angolare del processo decisionale: la R0

R0 è il **"tasso di riproduzione di base".** Per un dato agente infettivo in una determinata popolazione, R0 **definisce il numero medio di casi secondari generati da un caso primario in una popolazione suscettibile di infezione**, o il numero medio di persone che un individuo infetto infetterà. La R0 è quindi un parametro importante da conoscere per anticipare i rischi. Se è maggiore di 1, probabilmente si verificherà un'epidemia (e più è grande, più il patogeno si diffonderà nella popolazione), mentre se è inferiore a 1, le infezioni usciranno da loro. l'epidemia non ci vorrà.

Concettualmente, l'R0 è il prodotto del **tasso di contatto** (numero di contatti che un individuo avrà con altre persone durante una giornata per esempio), **della probabilità di trasmissione dell'agente infettivo durante un contatto** e della durata di un individuo infetto è in grado di trasmettere l'agente infettivo (**la durata del periodo infettivo**). Ciascuno di **questi tre parametri** che definiscono l'R0 rappresenta quindi una leva per portare l'R0 al di sotto di 1. Pertanto, l'allontanamento sociale, la chiusura delle scuole e la reclusione consentono di ridurre il tasso di contatto, i gesti di barriera e l'uso di una maschera lo rende possibile ridurre la probabilità di trasmissione durante il contatto, il trattamento farmacologico consente di ridurre la durata del periodo infettivo, ecc.

Durante le prime settimane dell'epidemia nella città di Wuhan, l'R0 era molto probabilmente superiore a 2. Quando la città è stata messa in quarantena ed è stato implementato il distanziamento sociale, il tasso di contatto giornaliero medio è stato ridotto di **un fattore da 7 a 9, consentendo all'R0 di essere notevolmente ridotto a valori inferiori a 1** a Wuhan e Shanghai. In generale, l'obiettivo delle misure di controllo messe in atto per controllare un agente infettivo come SARS-cov-2 (agente infettivo responsabile di COVID-19) è quindi quello **di ridurre il valore di R0.**

Cosa sarebbe successo se non fosse stato fatto nulla?

Sulla base dei parametri epidemiologici stimati con i dati delle prime settimane dell'epidemia, in assenza di misure per combattere COVID-19 e in assenza di cambiamenti comportamentali (che sembrano ancora improbabili), i modelli prevedono che una grande maggioranza della popolazione mondiale sarebbe stato infettato. Nonostante i tassi di mortalità dei casi COVID-19 piuttosto bassi (meno dell'1% degli individui infetti secondo i dati disponibili), un'infezione così massiccia porterebbe alla **saturazione degli ospedali** da parte di alcune delle persone malate di COVID-19 che richiedono un trattamento in terapia intensiva, e quindi l'incapacità di assistere altri pazienti COVID-19 così come persone con altre patologie che sarebbero state ricoverate in unità di terapia intensiva in assenza di COVID-19.

<u>Negli Stati Uniti, quasi 4 milioni di persone all'anno vengono solitamente ricoverate in unità di terapia intensiva e quasi 500.000 muoiono lì nonostante le cure che ricevono (tasso medio di mortalità dall'8 al 19%).</u> Il sovraffollamento degli ospedali avrebbe quindi **conseguenze catastrofiche,** portando a una drammatica mortalità collaterale, difficile da quantificare.

Oltre a sensibilizzare le popolazioni a **indossare una maschera e gesti di barriera** che sono responsabilità delle singole iniziative (ma che rimangono molto efficaci nel ridurre la probabilità di trasmissione durante il contatto), i governi devono scegliere tra due ampi approcci basati sulla popolazione per diminuire i tassi di contatto: attenuazione o eliminazione.

Mitigazione o soppressione?

La strategia di mitigazione **è mantenere, ma sotto controllo, la diffusione del virus** nella popolazione. Consiste nel mettere in atto misure di controllo per ridurre l'R0 a valori leggermente superiori a 1 cercando di proteggere le persone più vulnerabili. Lo scopo di questa strategia è duplice. Il primo passo è **rallentare la diffusione del virus** al fine di ridurre e spostare il picco epidemico nel tempo ("appiattire la curva"), cioè limitare il più possibile la comparsa improvvisa di un gran numero di individui infetti. alto rischio di saturazione dei sistemi sanitari. Il secondo obiettivo di questa strategia è far sì che **un gran numero di persone diventi immune**, impedendo così al virus di continuare a diffondersi a lungo termine. Con un R0 di 2,35, ci vorrebbe quasi il 60% della popolazione per immunizzarsi perché il virus non sia più in grado di diffondersi.

Questa strategia di mitigazione è quella scelta dal governo olandese e presentata dal Primo Ministro il 16 marzo 2020. Le misure messe in atto in queste strategie di mitigazione sono molteplici. Si possono citare l'isolamento dei malati (ma quindi non infetti asintomatici), la quarantena di focolai infetti noti, la chiusura di scuole e università, l'allontanamento sociale per le persone più vulnerabili (ma non per le altre), ecc. Prevenire la diffusione del virus

La strategia di soppressione è quella di colpire ancora più forte, cioè di rafforzare le misure di mitigazione in modo da **ridurre l'R0 a valori inferiori a 1** e quindi prevenire la diffusione del virus. L'obiettivo è garantire che la curva dell'epidemia colpisca rapidamente, i sistemi sanitari diventino insaturi e il virus sia debellato. Le principali misure messe in atto sono **l'allontanamento sociale globale**, il **confinamento** dell'intera popolazione e non solo le persone con segni clinici. In questo modo, il tasso di contatto giornaliero viene drasticamente ridotto e ridotto a un numero che non consente al virus di diffondersi oltre il domicilio familiare.

Questa è la strategia applicata molto rapidamente dal governo cinese nelle principali città della provincia di Hubei e, molto più tardi, cioè dopo che sono stati individuati molti più casi, in molti paesi europei. Allo stato attuale, nel mondo, almeno 42 paesi o territori hanno messo in atto un contenimento generale della loro popolazione, come è il caso in Italia, Francia, Spagna e persino India, portando la dimensione totale della popolazione in isolamento nel mondo a 2,5 miliardi di persone. Un'altra misura che può portare alla soppressione della trasmissione del virus **è il massiccio screening degli individui infetti nelle aree a rischio e la loro immediata quarantena,** come implementato in Corea del Sud.

La strategia di rimozione consente inoltre di **risparmiare tempo per organizzarsi al fine di**:

(1) sviluppare **trattamenti terapeutici**,

(2) sviluppare e commercializzare un vaccino per proteggere le persone più vulnerabili e quelle ancora non infette (ma rendere disponibile un vaccino alla popolazione potrebbe richiedere fino a 18 mesi)

(3) implementare uno **screening sierologico** su larga scala per stimare la proporzione di individui immunizzati nella popolazione.

A differenza delle strategie di mitigazione, le strategie di soppressione limitano notevolmente l'infezione nella popolazione. Pertanto, **impediscono all'immunità di diffondersi ampiamente.** In assenza di vaccinazione della popolazione, il rischio è quindi che il virus riprenda a circolare attivamente quando le misure saranno revocate. È quindi **necessario anticipare le misure** che potrebbero essere messe in atto per evitare questo contraccolpo. Le previsioni basate su modelli matematici suggeriscono che un'implementazione periodica di un distanziamento sociale completo dopo la revoca della strategia di soppressione iniziale potrebbe aiutare a controllare l'epidemia in modo più sostenibile. Nella provincia di Hubei, in Cina, il blocco viene gradualmente revocato. Sarà quindi importante osservare attentamente cosa accadrà nelle prossime settimane e apprendere le lezioni.

Come scegliere ?

Decidere su una strategia di mitigazione o eliminazione per affrontare una tale crisi è estremamente difficile, ognuna con i principali interessi e svantaggi. La strategia di soppressione, sebbene abbia successo in Cina o Corea del Sud, **ha costi sociali ed economici significativi** che potrebbero avere un impatto sulla salute e sul benessere delle popolazioni a lungo termine. Inoltre, se attuato troppo tardi, potrebbe non essere sufficiente a prevenire la saturazione dei reparti di terapia intensiva come dimostrato nel caso italiano. La strategia di mitigazione, invece, non protegge completamente le popolazioni a rischio di forme gravi e potrebbe quindi essere ancora associata a **un rischio significativo di numero di morti estremamente elevato e congestione dei sistemi sanitari.**

A supporto di questo delicato processo decisionale, le previsioni dei modelli matematici sono molto importanti e sempre più utilizzate. Il loro principale interesse è che consentono di identificare e dare priorità alle vie di trasmissione, di anticipare il numero di casi che verranno rilevati nelle prossime settimane e di confrontare l'efficacia di diverse strategie di controllo. Ma per essere utili, questi modelli devono essere parametrizzati **con dati epidemiologici** affidabili ed essere in grado di tenere conto dei cambiamenti nel comportamento degli individui, fasi delicate in un contesto di crisi sanitaria dove le decisioni devono essere prese molto rapidamente.

Che si tratti della strategia di soppressione che ferma un intero paese ma contiene l'epidemia, o della strategia di mitigazione che mette i sistemi sanitari a rischio di collasso e centinaia di migliaia di morti ma che mantiene l'attività, le conseguenze economiche di queste strategie **di la lotta sarà indubbiamente diversa ma sicuramente drammatica**. Sorprendentemente, i modelli utilizzati per guidare le decisioni politiche non tengono conto di questi benefici economici, né dell'aumento delle disuguaglianze sociali generate dal confinamento, che potrebbe destabilizzare ulteriormente un'economia già fortemente impattata. È quindi necessario promuovere collaborazioni tra **epidemiologi, economisti e sociologi** in modo che la prossima generazione di modelli matematici utilizzati nella sanità pubblica integri le conseguenze economiche e sociali delle strategie di controllo.

Strategia globale per combattere il covd 19

L'obiettivo principale è che tutti i paesi controllino la pandemia rallentando la trasmissione e riducendo la mortalità associata a COVID-19.

Gli obiettivi strategici globali sono:

• Mobilitare tutti i settori e le comunità per garantire che ogni settore del governo e della società aderisca e partecipi alla risposta e alla prevenzione dei casi attraverso l'igiene delle mani, il rispetto delle norme igieniche in caso di tosse o starnuti e l'allontanamento fisico a livello individuale.

• Controllare casi sporadici e cluster e prevenire la trasmissione locale identificando e isolando rapidamente tutti i casi, fornendo loro cure adeguate, nonché rintracciando tutti i contatti, mettendoli in quarantena e fornendo loro supporto. • Eliminare la trasmissione locale attraverso misure di prevenzione e controllo delle infezioni appropriate al contesto, misure di allontanamento fisico a livello di popolazione e restrizioni appropriate e proporzionate ai viaggi nazionali e internazionali non essenziali.

• Ridurre la mortalità fornendo cure cliniche adeguate alle persone colpite da COVID 19, garantendo la continuità dei servizi sanitari e sociali essenziali e proteggendo i lavoratori in prima linea e le popolazioni vulnerabili.

• Sviluppare vaccini e trattamenti sicuri ed efficaci che possono essere somministrati su larga scala e accessibili secondo necessità.

Ogni paese dovrebbe attuare una serie completa di misure, appropriate alla propria capacità e contesto, per rallentare la trasmissione e ridurre la mortalità associata a COVID 19, con l'obiettivo finale di raggiungere e / o mantenere un livello di trasmissione permanentemente basso, o addirittura zero.

Strategie appropriate a livello nazionale e subnazionale devono conciliare le misure per affrontare la mortalità diretta attribuibile al COVID 19, la mortalità indiretta causata dalla congestione dei sistemi sanitari e l'interruzione di altri servizi sanitari e sociali essenziali, con gli effetti negativi sulla salute a breve e lungo termine e il benessere delle conseguenze socioeconomiche di determinate misure di risposta. È importante mantenere un livello di trasmissione durevolmente basso o addirittura nullo perché, con la diffusione della pandemia, le sue ripercussioni sulla salute e socioeconomiche sono state profonde e hanno colpito in modo sproporzionato le popolazioni più vulnerabili. Molti hanno già affrontato un problema di accesso ai servizi sanitari tradizionali essenziali. I migranti, i rifugiati, le popolazioni sfollate e i residenti di insediamenti densamente popolati e informali sono particolarmente vulnerabili all'interruzione dei servizi sanitari e sociali che sono già limitati in tempi normali.

La chiusura delle scuole aumenta il rischio che alcuni studenti vengano trascurati, maltrattati o sfruttati e colpiti dall'interruzione dei servizi di base, come i pasti scolastici. Ogni azione intrapresa oggi per rallentare la trasmissione di COVID 19 ci avvicina al giorno in cui questi servizi potranno essere ripristinati. Il rischio di reintroduzione e recidiva della malattia persisterà e dovrà essere controllato in modo sostenibile attraverso l'applicazione rigorosa di misure di sanità pubblica fintanto che il virus circola tra i paesi e all'interno di essi. In definitiva, lo sviluppo e la diffusione di uno o più vaccini e trattamenti sicuri ed efficaci può consentire che alcune delle misure necessarie per mantenere questo livello di trasmissione basso o addirittura nullo vengano abbandonate.

Per vincere la lotta contro COVID 19, abbiamo bisogno di un approccio che mobiliti ogni individuo e ogni comunità, ogni azienda e ogni organizzazione no-profit, ogni dipartimento di ogni governo, ogni organizzazione non governativa attorno a una causa comune, ogni organizzazione internazionale e ciascuna organo di governo regionale e globale, al fine di mettere la propria capacità collettiva al servizio dell'azione collettiva. Ognuno ha un ruolo cruciale da svolgere nella lotta contro COVID 19 :

• Gli individui devono proteggere se stessi e gli altri adottando comportamenti appropriati, come lavarsi le mani, evitare di toccarsi il viso, rispettare le norme igieniche in caso di tosse o starnuti, praticare l'allontanamento fisico, isolarsi in una struttura comunitaria oa casa caso di malattia, identificarsi come contatto di un caso confermato, se applicabile, e rispettare le misure di allontanamento fisico e di limitazione del movimento quando richiesto.

• Le comunità devono avere il potere di garantire che i servizi e il supporto siano pianificati e adattati in base al loro feedback e ai contesti locali. Funzioni essenziali, come l'educazione della comunità, la protezione dei gruppi vulnerabili, il supporto per gli operatori sanitari, l'identificazione dei casi, la ricerca dei contatti e il rispetto delle misure di allontanamento fisico, possono essere supportate solo da tutte le componenti delle comunità colpite.

• I governi dovrebbero guidare e coordinare la risposta indipendentemente dai confini politici per consentire a tutti gli individui e le comunità di assumersi la responsabilità della risposta attraverso la comunicazione, l'istruzione, l'impegno, lo sviluppo di capacità e il supporto. I governi dovrebbero anche riorientare e mobilitare tutte le capacità disponibili nei settori pubblico, comunitario e privato per rafforzare rapidamente il sistema sanitario pubblico per trovare e testare, isolare e trattare i casi confermati (sia a casa che in una struttura medica)) e identificare, tenere traccia, mettere in quarantena e supportare i contatti. Allo stesso tempo, i governi devono fornire al sistema sanitario il supporto di cui ha bisogno per trattare efficacemente i pazienti con COVID 19 e mantenere altri servizi sanitari e sociali essenziali. I governi possono aver bisogno di mettere in atto misure generali di allontanamento fisico e di limitazione del movimento commisurate ai rischi per la salute della comunità, se hanno bisogno di più tempo per mettere in atto le misure di cui sopra.

• Le società private devono garantire la continuità dei servizi essenziali, come la catena alimentare, i servizi pubblici e la produzione di forniture mediche. Le aziende private possono fornire l'esperienza e l'innovazione necessarie per rafforzare e supportare la risposta, anche attraverso la produzione e la distribuzione equa di test diagnostici di laboratorio, dispositivi di protezione individuale, respiratori, ossigeno medico e altre attrezzature mediche essenziali a prezzi equi e attraverso la ricerca e lo sviluppo di test diagnostici, trattamenti e vaccini.

Strategie nazionali per combattere la cobd 19

Ogni paese deve continuare ad attuare piani d'azione nazionali basati su un approccio pan-sociale e una valutazione realistica di ciò che può essere fatto, inizialmente in termini di rallentamento della trasmissione e riduzione della mortalità di malattia, e poi in termini di mantenimento di un basso livello di trasmissione mentre riprendono le attività sociali ed economiche. I piani devono essere sufficientemente flessibili da adattarsi a situazioni epidemiologiche in rapida evoluzione nelle diverse regioni del paese e tenere conto delle capacità di risposta4 e dei contesti locali. Le basi principali di una risposta nazionale efficace sono state dettagliate nel PSPR.

Ogni strategia nazionale ha un ruolo cruciale da svolgere nel raggiungimento degli obiettivi globali e dovrebbe, come minimo, gettare le basi

a) coordinamento della risposta nazionale e subnazionale;

b) coinvolgimento e mobilitazione delle comunità colpite ea rischio;

c) l'attuazione di misure di sanità pubblica adeguate al contesto per rallentare la trasmissione e controllare i casi sporadici;

d) disponibilità del sistema sanitario a ridurre la mortalità associata a COVID 19, mantenere i servizi sanitari essenziali e proteggere gli operatori sanitari, e

e) pianificazione delle emergenze per garantire la continuità delle funzioni e dei servizi pubblici essenziali. Coordinamento e pianificazione L'implementazione di successo delle strategie di preparazione e risposta COVID 19 adattive dipenderà dalla partecipazione dell'intera società al piano e dalla forza del coordinamento nazionale e subnazionale.5 Per garantire la gestione coordinata della preparazione e risposta COVID 19, il pubblico nazionale dovrebbero essere attivati meccanismi di gestione delle emergenze sanitarie, in particolare un'unità di coordinamento multidisciplinare nazionale o una struttura di gestione degli incidenti, con la partecipazione di tutti i ministeri competenti, come salute, affari esteri, finanza, istruzione, trasporti, turismo, lavori pubblici, acqua e servizi igienico-sanitari , ambiente, protezione sociale e agricoltura. In alcuni contesti, ciò può essere fatto con il supporto dell'autorità nazionale di gestione delle catastrofi o di altre autorità di gestione delle crisi. Se non l'hanno ancora fatto, le autorità nazionali dovrebbero sviluppare urgentemente piani operativi per combattere COVID 19. I piani dovrebbero includere valutazioni della capacità e analisi dei rischi per identificare le popolazioni vulnerabili e ad alto rischio.

Devono includere la società civile e le ONG nazionali al fine di estendere la portata della sanità pubblica e degli interventi socioeconomici. Dovrebbero essere sviluppati anche piani nazionali per prevenire e mitigare gli impatti sociali della crisi, comprese le aree di risposta che colpiscono in modo sproporzionato le donne e le ragazze. Ad esempio, molti paesi che hanno implementato restrizioni alla circolazione fuori casa hanno segnalato un forte aumento della violenza di genere, che si rivolge principalmente alle donne. Inoltre, le donne sono spesso quelle che hanno maggiori probabilità di avere un lavoro precario e quelle che hanno meno probabilità di essere coperte da programmi di protezione del reddito, progettati principalmente per i lavoratori del settore formale dell'economia. Coinvolgere e mobilitare le comunità per limitare l'esposizione Il rallentamento della trasmissione di COVID 19 e la protezione delle comunità richiederà la partecipazione di tutti i membri delle comunità a rischio e colpite6 al fine di prevenire l'infezione e la trasmissione.

Per fare ciò, tutti devono adottare misure di protezione individuale, come lavarsi le mani, evitare di toccarsi il viso, rispettare le norme igieniche in caso di tosse o starnuti, praticare l'allontanamento fisico e rispettare le misure. applicabile. È quindi essenziale che le autorità internazionali, nazionali e locali dialoghino, attraverso sforzi di comunicazione partecipativa bilaterale, in modo proattivo, regolare, trasparente e inequivocabile con tutte le popolazioni colpite ea rischio.

La comprensione della conoscenza, dei comportamenti e delle percezioni, nonché l'identificazione di canali, reti di comunità e influencer adeguati per promuovere la scienza e i messaggi di salute pubblica, saranno fattori critici per l'efficacia della risposta. Sviluppare la capacità degli attori nazionali, regionali e locali è essenziale per creare autorità e fiducia. Il ruolo che le donne svolgono nelle comunità dovrebbe essere sfruttato negli sforzi di mobilitazione della comunità. Gli interventi di coinvolgimento della comunità partecipativa dovrebbero includere informazioni specifiche sui rischi, ciò che non è ancora noto, cosa si sta facendo per trovare risposte, quali azioni stanno intraprendendo le autorità sanitarie e quali azioni le persone possono intraprendere per proteggersi.

Garantire che le raccomandazioni e le comunicazioni globali siano testate e adattate ai contesti locali è essenziale per aiutare i paesi a responsabilizzare le comunità ad assumersi la responsabilità della risposta e per tenere sotto controllo la pandemia di COVID 19. livello che ridurrà il rischio di trasmissione. Al contrario, informazioni fuorvianti, ambigue e false possono avere conseguenze disastrose per la salute pubblica, inclusa la compromissione del rispetto delle misure di allontanamento fisico e delle limitazioni di movimento, la promozione dell'accaparramento e l'uso inappropriato di forniture e attrezzature. misure curative e profilattiche senza alcuna prova di beneficio. In tutto quanto sopra, i paesi devono garantire che le comunità, compresi i gruppi più difficili da raggiungere e più vulnerabili, dicano la loro e siano parte della risposta.

Identificare, testare, isolare e trattare i casi e mettere in quarantena i contatti per controllare la trasmissione

Per fermare la diffusione di COVID 19, tutti i casi sospetti dovrebbero essere identificati e testati in modo che i casi confermati siano isolati rapidamente ed efficacemente e ricevano cure appropriate, e che gli stretti contatti di tutti i casi confermati siano rapidamente identificati. sorveglianza medica durante il periodo di incubazione di 14 giorni del virus 7.

Per raggiungere questo obiettivo, i paesi e le comunità devono fondamentalmente aumentare la loro capacità di identificare rapidamente i casi sospetti di COVID 19 nella popolazione generale in base alla comparsa di segni o sintomi. Ciò richiederà la sostituzione dell'uso delle reti di sorveglianza esistenti con un sistema di sorveglianza rapido e attivo a livello di popolazione. Oltre alla ricerca attiva dei casi nelle comunità, nelle strutture sanitarie e nei punti di ingresso, sarà necessario consentire alla popolazione generale di praticare l'auto-monitoraggio, in cui gli individui sono incoraggiati a segnalare un caso sospetto il prima possibile. che mostra sintomi o segni e / o è stato in contatto con un caso confermato. Affinché questo cambiamento abbia luogo, i paesi dovranno rafforzare rapidamente la loro forza lavoro in modo da poter identificare i casi, compresa la formazione di lavoratori al di fuori del sistema sanitario pubblico tradizionale e l'utilizzo di tecnologie innovative, come le applicazioni online, per consentire alle persone di segnalare se stesse se lo fanno pensano di essere infetti.

Una volta identificati i casi sospetti, devono essere immediatamente testati per confermare o escludere l'infezione da COVID 19. In situazioni in cui il test non è possibile, il COVID 19 può essere confermato sulla base dei sintomi o dei segni. I casi confermati, convalidati da test o sulla base di sintomi o segni, devono essere isolati in modo sicuro, efficace e tempestivo per prevenire un'ulteriore trasmissione locale. Idealmente, i casi confermati dovrebbero essere isolati in strutture specializzate per ridurre al minimo il potenziale di ulteriore trasmissione e per fornire tutta l'assistenza necessaria. Se ciò non è possibile e ai casi confermati viene chiesto di autoisolarsi a casa, dovrebbero essere previsti un follow-up e un supporto adeguati per garantire che gli individui siano in grado di autoisolarsi efficacemente senza alcun contatto sociale. È inoltre essenziale identificare e tracciare i contatti stretti di ogni caso confermato o sospetto, al fine di metterli in quarantena e monitorarli per 14 giorni. Pertanto, anche i casi presintomatici (e potenzialmente asintomatici) che si verificano a seguito del contatto con un caso confermato non si mescolano con la popolazione generale. La quarantena può essere un'esperienza stressante e interrompere in modo significativo la vita della persona in quarantena e della sua famiglia.

Dovrebbe essere compiuto ogni sforzo per sostenere coloro che devono essere messi in quarantena, compreso fornire loro beni di prima necessità, sostegno finanziario, supporto psicosociale e assistenza medica se necessario.

Fornire assistenza clinica e mantenere servizi sanitari essenziali per ridurre la mortalità

Uno dei tratti distintivi di COVID 19 è l'enorme sforzo che pone sui sistemi sanitari e sugli operatori sanitari da parte dell'ampia percentuale di pazienti con COVID 19 che potrebbero richiedere cure cliniche di qualità.8 Molti pazienti necessitano di supporto respiratorio, poiché le epidemie di malattia mettono a dura prova la manodopera, la disponibilità di attrezzature e forniture essenziali, come ossigeno medicale, respiratori e dispositivi di protezione individuale (DPI). Gli operatori sanitari in prima linea hanno dovuto mettersi a rischio per salvare vite umane e alcuni hanno persino perso le loro. In molti paesi, le donne rappresentano fino al 70% della forza lavoro sanitaria e sono state quindi colpite in modo sproporzionato. Anche sistemi sanitari molto robusti possono essere rapidamente sopraffatti e indeboliti da un'epidemia esplosiva di COVID 19.

I piani di emergenza devono anticipare scenari estremi, come la necessità di riconfigurare rapidamente e completamente, nonché di riorientare ampiamente l'intero settore sanitario. Oltre alla mortalità diretta associata al COVID 19, la risposta a livello nazionale e subnazionale deve anche affrontare i rischi di mortalità indiretta posti dalla possibile interruzione dei servizi sanitari e sociali essenziali. Il pesante fardello che COVID 19 impone ai sistemi sanitari, combinato con gli effetti dirompenti delle strategie di protezione, allontanamento fisico e limitazione del movimento, deve essere mitigato al fine di ridurre al minimo le conseguenze negative del COVID 19 sulla salute delle persone. servizi, non associati a COVID 19. È quindi essenziale preservare la fiducia della popolazione nella capacità del sistema sanitario di rispondere in sicurezza ai bisogni essenziali e controllare il rischio di infezione nelle strutture sanitarie per garantire comportamenti appropriati nella ricerca di cure e rispetto dei consigli di sanità pubblica. Il mantenimento dei servizi di assistenza sanitaria primaria è essenziale.

Ove possibile, dovrebbe essere preso in considerazione l'uso di soluzioni tecnologiche come la telemedicina per monitorare i pazienti e le consultazioni a distanza, al fine di ridurre al minimo i rischi per i pazienti.

I paesi dovranno prendere decisioni difficili per bilanciare le richieste di una risposta diretta al COVID 19, impegnandosi contemporaneamente nella pianificazione strategica e nell'azione coordinata per mantenere l'erogazione dei servizi sanitari essenziali, riducendo così il rischio di danno al collasso del sistema.

Potrebbe essere necessario posticipare o sospendere molti servizi attuali e opzionali. Inoltre, quando le normali pratiche sono sotto pressione da richieste concorrenti, meccanismi e protocolli di governance semplificati e appositamente progettati possono mitigare il fallimento totale del sistema. Stabilire una gestione efficace del flusso di pazienti (attraverso lo screening, il triage e l'invio mirato di COVID 19 e altri casi) è essenziale a tutti i livelli.

Adattare strategie basate su rischio, capacità e vulnerabilità

La capacità dei paesi di impegnarsi e mobilitare le comunità; identificare, testare e isolare i casi; fornire un'assistenza clinica efficace e mantenere i servizi sanitari essenziali varierà a seconda, da un lato, delle loro capacità e contesto e, dall'altro, dell'intensità e della prevalenza della trasmissione di COVID 19. Misure di sanità pubblica da attuare in qualsiasi il tempo dipenderà in gran parte dalla presenza o assenza di trasmissione locale, cluster, casi sporadici o assenza di casi, nonché dalla capacità del sistema sanitario pubblico.

Ogni paese deve mettere in atto misure di salute pubblica complete al fine di mantenere un livello di trasmissione sostenibile basso, o addirittura zero, e deve avere la capacità di accelerare per controllare rapidamente casi o gruppi sporadici al fine di prevenire la trasmissione locale. Se si verifica una trasmissione locale, saranno prese misure eccezionali per interrompere la trasmissione il prima possibile e per facilitare il ritorno a un livello di trasmissione costantemente basso, o addirittura zero. Questo approccio dovrebbe essere applicato in ogni paese al livello amministrativo più basso possibile per garantire una risposta su misura e adeguata alla situazione e alle capacità di risposta.

Eliminazione della trasmissione locale

Anche se misure di salute pubblica complete vengono implementate in modo proattivo, la trasmissione di COVID 19 può rapidamente prendere piede in paesi e regioni subnazionali, con focolai epidemici esplosivi in crescita esponenziale.

Nei paesi e / o regioni subnazionali in cui la trasmissione locale si è stabilita o rischia di entrare in una tale fase epidemica, le autorità dovrebbero immediatamente adottare e adattare misure di allontanamento a livello di popolazione e imporre restrizioni allo sfollamento, oltre ad altre misure di salute pubblica e sistema sanitario , per ridurre l'esposizione ed eliminare la trasmissione, tra cui:

• A livello individuale, misure per ridurre il rischio di trasmissione da uomo a uomo, come il lavaggio delle mani, l'allontanamento fisico e le norme igieniche per la tosse o gli starnuti.

• A livello di comunità, misure per ridurre i contatti tra le persone, come la cancellazione di grandi raduni, la chiusura di luoghi di lavoro e scuole non essenziali e la riduzione dei trasporti pubblici.

• Misure per ridurre il rischio di importazione o reintroduzione del virus da aree ad alta trasmissione, come restrizioni sui viaggi nazionali e internazionali, test avanzati e quarantena.

• Misure per garantire la protezione degli operatori sanitari e dei gruppi di persone vulnerabili, ad esempio fornendo adeguati dispositivi di protezione individuale. Si prevede che l'implementazione mirata e limitata nel tempo di queste misure riduca la mortalità appiattendo la curva epidemica e alleviando la pressione sui servizi di assistenza clinica. Tuttavia, queste misure creano cambiamenti drastici che hanno un costo socio-economico considerevole e devono essere attuate in base alla comprensione, all'accettazione e alla partecipazione delle comunità e facendo attenzione a non causare danni. I rischi associati all'attuazione di tali misure devono essere comunicati in modo efficace alle popolazioni colpite, impegnandosi nel dialogo con le comunità per assumerne la responsabilità e l'adozione.

Affinché le comunità si attengano a queste misure, è essenziale mettere in atto sistemi di supporto. Le persone, soprattutto le più vulnerabili, dovrebbero anche ricevere sostegno (oltre a riparo o spazi sicuri, se necessario) attraverso misure socio-economiche coordinate che incoraggino le persone a partecipare e mitigino le conseguenze socio-economiche negative. Dovrebbe essere data priorità alle questioni della sicurezza alimentare, della salute mentale e della protezione dalla violenza di genere, inclusa la necessità di proteggere le donne da un aumento del rischio di violenza domestica. La natura esatta di queste misure e la fattibilità dell'attuazione dipenderanno in gran parte dal contesto in cui si trovano le comunità colpite.

In situazioni di crisi e di basso reddito, l'allontanamento fisico e la restrizione dei movimenti sono strutturalmente più difficili da attuare e dovrebbero essere implementati solo se giustificati da un'analisi dei compromessi tra le misure di salute pubblica per combattere il COVID 19 e la necessità per le persone di soddisfare le loro esigenze alimentari e di protezione di base. Durante i periodi di trasmissione locale sostenuta, la capacità diagnostica potrebbe essere insufficiente e potrebbe essere necessario dare la priorità ai test su popolazioni vulnerabili a rischio di sviluppare una forma grave della malattia, operatori sanitari e operatori essenziali che mostrano sintomi. sintomi in ambienti chiusi (ad esempio scuole, strutture di assistenza a lungo termine, carceri, ospedali) al fine di identificare rapidamente focolai e avviare misure di controllo efficaci isolamento di tutti i casi confermati e sospetti.

Sarà necessario trovare soluzioni innovative per aumentare la capacità di assistenza clinica, ad esempio riconfigurando sostanzialmente le strutture sanitarie esistenti e riallocando i locali pubblici e privati per fornire aree sicure per gestire le emergenze, la quarantena e l'isolamento. Ciò dovrebbe essere possibile anche in aree remote con risorse limitate. La rapida espansione della capacità clinica di salvare vite umane deve concentrarsi sulla cura della maggior parte dei pazienti attraverso semplici trattamenti come l'ossigeno. Altri servizi e sistemi sanitari e sociali essenziali dovrebbero essere mantenuti per quanto possibile, con un'enfasi sull'assistenza sanitaria di base. È difficile calcolare esattamente quanto tempo impiegheranno le misure di allontanamento fisico e di limitazione del movimento prima che vengano attuate: a titolo precauzionale, pianificare di applicare queste misure per due o tre mesi, sulla base dell'esperienza dei primi paesi colpiti da COVID 19.

Creazione e mantenimento graduali di un livello di trasmissione costantemente basso, o addirittura pari a zero

Per molte autorità nazionali e subnazionali e molte comunità, gestire una transizione prudente e controllata da uno scenario di trasmissione locale per raggiungere un livello di trasmissione sostenibile basso o addirittura nullo è attualmente il miglior risultato possibile a breve e medio termine, in assenza di un vaccino sicuro ed efficace. Nei paesi che non hanno ancora segnalato la trasmissione locale, potrebbe essere possibile prevenire l'aumento dei casi di trasmissione e mantenere un livello di trasmissione basso o addirittura nullo. Il raggiungimento di questi obiettivi dipenderà dalla capacità delle autorità nazionali e / o subnazionali di soddisfare i seguenti sei criteri chiave :

1 La trasmissione di COVID 19 è controllata a un livello di casi e cluster sporadici, tutti provenienti da contatti o importazioni documentati, e l'incidenza di nuovi casi dovrebbe essere mantenuta a un livello che il sistema sanitario sia in grado di gestire, mantenendo capacità di cure cliniche sostanziali in riserva.

2 Sono in atto capacità sufficienti in termini di sistema sanitario e di sanità pubblica per consentire un importante passaggio dall'individuazione e dal trattamento di casi principalmente gravi all'individuazione e all'isolamento di tutti i casi, indipendentemente dalla loro gravità e origine :

• Rilevazione: i casi sospetti dovrebbero essere rilevati subito dopo l'insorgenza dei sintomi, attraverso la ricerca attiva dei casi, l'auto-segnalazione, lo screening al punto di ingresso e altri approcci;

• Test: per tutti i casi sospetti, i risultati dei test dovrebbero essere disponibili entro 24 ore dall'identificazione e dalla raccolta dei campioni e la capacità dovrebbe essere sufficiente per verificare che i pazienti guariti9 siano risultati negativi al virus;

• Isolamento : tutti i casi confermati potrebbero essere efficacemente isolati (in ospedale e / o in locali designati per casi lievi e moderati, oa casa con la fornitura di supporto sufficiente se i locali designati non sono disponibili. Disponibili) immediatamente e fino a quando i pazienti non sono contagioso più a lungo;

• Quarantena : tutti i contatti stretti sono stati trovati, posti in quarantena e monitorati per 14 giorni, sia in locali specializzati che a casa. Il monitoraggio e il supporto possono essere forniti attraverso una combinazione di visite di membri della comunità di volontari, telefonate o messaggi di testo.

3 I rischi di un'epidemia in ambienti altamente vulnerabili sono ridotti al minimo, il che richiede che tutte le leve e / o i principali fattori di amplificazione della trasmissione di COVID 19 siano stati identificati e che siano state adottate misure appropriate per ridurre il rischio di nuovi focolai e trasmissione nosocomiale (ad esempio, misure appropriate di prevenzione e controllo delle infezioni, compreso il triage e la fornitura di dispositivi di protezione individuale nelle strutture sanitarie e nelle strutture di assistenza residenziale).

4 Sono messe in atto misure preventive sul posto di lavoro per ridurre il rischio, comprese linee guida e capacità adeguate per promuovere e facilitare le misure di prevenzione standard COVID 19: allontanamento fisico, lavaggio delle mani, regole di igiene in caso di tosse o starnuti ed eventuale presa di temperatura.

5 Il rischio di casi importati viene gestito attraverso un'analisi dell'origine e delle probabili vie di importazione e sono in atto misure per individare e trattare tempestivamente i casi sospetti nei viaggiatori (inclusa la capacità di mettere in quarantena persone provenienti da aree in cui la trasmissione locale è documentato).

6 Le comunità partecipano pienamente e comprendono che la fase di transizione comporta una grande evoluzione, dall'individuazione e trattamento dei soli casi gravi all'individuazione e isolamento sistematico di tutti i casi, che le misure comportamentali dovrebbero essere osservate. Prevenzione e che tutte le persone hanno un ruolo chiave giocare nel facilitare e, in alcuni casi, attuare nuove misure di controllo.

Le decisioni su quando e dove effettuare la transizione devono essere basate sull'evidenza, supportate dai numeri e implementate in modo incrementale. È essenziale disporre di dati accurati in tempo reale sui test eseguiti sui casi sospetti, sulla natura e sullo stato di isolamento di tutti i casi confermati, sul numero di contatti per caso e sulla completezza del tracciamento dei contatti, nonché sulla capacità dinamica della salute sistemi per trattare i casi COVID 19.

Al fine di ridurre il rischio di nuovi focolai epidemici, le misure dovrebbero essere revocate gradualmente, per fasi, sulla base dell'analisi dei rischi epidemiologici e dei benefici socio-economici dell'eliminazione delle restrizioni nei vari luoghi di lavoro, istituti scolastici e attività sociali (concerti, cerimonie religiose, manifestazioni sportive, ecc.). La valutazione del rischio potrebbe infine trarre vantaggio dai test sierologici, quando saranno disponibili test affidabili, per comprendere meglio la suscettibilità di una popolazione a COVID 19. Idealmente, sarebbe necessario attendere almeno 2 settimane (ciò che corrisponde al periodo di incubazione di COVID 19) tra ogni fase di transizione, al fine di consentire un tempo sufficiente per comprendere il rischio di nuovi focolai e rispondere adeguatamente.

Bassa capacità e contesti umanitari

Molti paesi a bassa capacità con sistemi sanitari meno sviluppati e capacità limitata di compensare il costo socioeconomico di allontanare fisicamente le loro popolazioni, inclusi alcuni paesi con sistemi sanitari fragili e popolazioni estremamente vulnerabili, stanno ora segnalando casi sporadici, cluster e trasmissione locale.14 La finestra d'azione per contenere il virus a livello subnazionale e nazionale potrebbe scomparire in molti di questi paesi. La curva dei focolai nazionali in tali ambienti dipenderà dalla possibilità o meno di aumentare efficacemente la capacità del sistema sanitario e attuare misure di salute pubblica, ma anche dalla complessa interazione tra dati demografici, prevalenza di patologie sottostanti associate a un decorso negativo di COVID 19, la prevalenza di infezioni che possono complicare la diagnosi di COVID 19 (come malaria, polmonite batterica e tubercolosi) e l'importanza relativa dei raggruppamenti a carattere sociale, religioso e culturale che sono noti per aver contribuito in modo significativo alla trasmissione di COVID 19 in altri contesti.

Nella categoria più ampia degli ambienti a bassa capacità, è anche essenziale considerare la necessità di misure adattate specificamente alle situazioni umanitarie e ai gruppi ad alto rischio. Le persone colpite da crisi umanitarie, in particolare quelle che sono sfollate e / o vivono in campi o ambienti simili, spesso affrontano sfide e vulnerabilità specifiche che devono essere considerate nella pianificazione delle operazioni di preparazione e risposta al COVID 19. Sotto l'egida dello Standing Inter-Agency Comitato (IASC), l'OMS ha collaborato con IFRC, IOM e UNHCR per pubblicare linee guida provvisorie15 per rafforzare la preparazione e la risposta per le persone in situazioni umanitarie, che possono includere sfollati interni (IDP), comunità ospitanti, richiedenti asilo, rifugiati e rimpatriati e migranti.

Le persone che vivono nelle comunità nei siti sono vulnerabili al COVID 19 in parte a causa dei rischi per la salute associati al movimento o allo sfollamento, al sovraffollamento, alla maggiore esposizione alle condizioni climatiche a causa di alloggi di scarsa qualità ea causa del cattivo stato di salute e della malnutrizione delle popolazioni colpite . Nonostante non sia sempre possibile apportare determinati adeguamenti alla planimetria del sito, l'ottimizzazione del layout del sito per consentire un migliore allontanamento degli abitanti e la gestione delle folle, il rispetto degli standard di prevenzione e lotta al controllo delle infezioni, la comunicazione del rischio rafforzata e il coinvolgimento della comunità, nonché un buon sistema di sorveglianza per rilevare i casi iniziali, possono fare molto per ridurre la tendenza alla diffusione del COVID 19 in questi ambienti. Un'appropriata gestione dei casi può ridurre la mortalità nelle persone infettate dal virus.

Le linee guida provvisorie delineano i passaggi necessari per garantire che tutte queste capacità siano presenti. Poiché i governi dei paesi agiscono rapidamente per proteggere le loro popolazioni vulnerabili, è essenziale che la comunità internazionale si unisca in uno spirito di solidarietà per proteggere le popolazioni più vulnerabili del mondo. Per soddisfare le esigenze dei paesi che richiedono supporto per continuare le azioni umanitarie di emergenza pur soddisfacendo i nuovi requisiti sanitari e non sanitari urgenti a causa del COVID 19, l'OMS fa parte del Piano di risposta umanitaria globale COVID 19. IASC (GHRP, pubblicato il 25 marzo 2020) che è coordinato dall'Ufficio delle Nazioni Unite per il coordinamento degli affari umanitari (OCHA). Il GHRP definisce le azioni sanitarie e umanitarie più urgenti necessarie per la preparazione e la risposta alla pandemia COVID 19 in questi ambienti.

La risposta della comunità internazionale alla pandemia covid-19

La portata della crisi del COVID 19 è tale da richiedere un significativo riorientamento del sistema internazionale per supportare i paesi nella pianificazione, finanziamento e attuazione della loro risposta. I paesi necessitano di informazioni autorevoli in tempo reale sulle tendenze e sui rischi epidemiologici; rapido accesso a forniture, farmaci e attrezzature essenziali; la più recente guida tecnica e le migliori pratiche; competenze tecniche accessibili e utilizzabili rapidamente; accesso a squadre mediche e personale sanitario di emergenza; ed equo accesso a vaccini, trattamenti, strumenti diagnostici e altre innovazioni di nuova concezione, nonché misure socioeconomiche complementari, compresa l'assistenza materiale e protettiva. Particolare attenzione e supporto saranno richiesti nei paesi con bassa capacità e situazioni umanitarie, che non sono attrezzati per combattere COVID 19 a causa dell'esaurimento dei sistemi sanitari e del personale che dipende fortemente dal sostegno di donatori, nazioni, Nazioni Unite e partner ONG.

Coordinamento e monitoraggio della preparazione e della risposta in ogni paese

Questo documento si basa sul Piano strategico di preparazione e risposta (PSPR), pubblicato il 3 febbraio 2020, che delinea le misure di salute pubblica che la comunità internazionale è pronta a fornire per supportare tutti i paesi nella loro preparazione e risposta alla pandemia COVID 19. Le Nazioni Unite forniscono il coordinamento generale attraverso il Crisis Management Team, che è stato formato il 4 febbraio 2020. Questo è il più alto livello di allarme di crisi esistente nel sistema delle Nazioni Unite United, ed è la prima volta che questo meccanismo è stato attivato nel fronte a una crisi di salute pubblica.

Il 12 febbraio 2020 sono state pubblicate le Linee guida per la pianificazione operativa per supportare lo sviluppo di piani d'azione nazionali ed è stata lanciata la piattaforma dei partner COVID 19 per consentire alle autorità nazionali, al team nazionale delle Nazioni Unite delle Nazioni Unite e ai partner di pianificare le esigenze di risorse, allocare risorse e identificare finanziare le lacune e monitorare i progressi rispetto ai piani d'azione nazionali a livello nazionale e subnazionale. Il 25 marzo 2020, l'OCHA ha rilasciato il Piano di risposta umanitaria globale COVID 19 e ha attivato il protocollo di espansione dello IASC per mobilitare l'intero sistema umanitario a sostegno della sua attuazione. Allo stesso tempo, l'Ufficio per il coordinamento delle attività di sviluppo (UNDCO) ha guidato lo sviluppo di un quadro delle Nazioni Unite per una risposta socio-economica immediata alla pandemia COVID 19, che presenta un pacchetto di aiuti integrato proposto dal sistema di sviluppo delle Nazioni Unite per proteggere il bisogni e diritti delle persone colpite dalla pandemia, con un focus sui paesi, i gruppi e le persone più vulnerabili a rischio di essere lasciati indietro. L'OMS gestisce il coordinamento attivo con gli Stati membri. Questi ultimi sono stati attivamente coinvolti nella risposta e il Direttore Generale dell'OMS ha assicurato il massimo livello di rappresentanza possibile, fornito consulenza e sostenuto tutte le richieste provenienti da vari raggruppamenti di Stati Membri come l'Unione Africana, l'ASEAN, l'UE, il G7, Donatori G20, G12 e altre organizzazioni multilaterali regionali per sostenere e finanziare la risposta. L'OMS fornisce agli Stati membri la migliore consulenza disponibile, basata su tutti i dati scientifici e gli studi in mano, non appena disponibili. Il gruppo della Banca mondiale, il Fondo monetario internazionale e altre banche multilaterali e istituzioni finanziarie per lo sviluppo, tra cui GAVI, il Fondo globale e UNITAID, hanno fornito sostegno di emergenza ai paesi in via di sviluppo per accelerare la creazione di accordi finanziari e operativi per la risposta al COVID 19 pandemia I meccanismi di collaborazione istituiti nell'ambito del Piano d'Azione Globale per consentire a tutti di vivere in buona salute e promuovere il benessere di tutti sono utilizzati per la risposta alla pandemia COVID 19.

Le organizzazioni che rappresentano i settori dell'aviazione, marittimo, commerciale e del turismo hanno collaborato con l'OMS per sviluppare linee guida comuni, dichiarazioni comuni di sostegno, per monitorare le azioni intraprese da governi ed enti privati che hanno un impatto sui viaggi e sul commercio internazionale, e per valutare e mitigare la salute e impatto economico di queste misure, in conformità con le disposizioni del Regolamento Sanitario Internazionale (2005). L'OMS ha anche sviluppato approcci e linee guida basati sul rischio per organizzare grandi raduni; 16 continua a collaborare con partner chiave in vari settori, in particolare nel campo dello sport e dell'intrattenimento, nonché con organizzazioni religiose. A causa delle dimensioni eccezionali della crisi del COVID 19, la comunità internazionale deve fare appello a capacità diverse dalle proprie. Il settore privato è attivamente impegnato nella risposta e partecipa regolarmente ad alto livello alle consultazioni settimanali sulla pandemia organizzate da attori economici come il Forum economico mondiale e la Camera di commercio internazionale.

La risposta globale alla pandemia COVID 19 richiede la capacità di condurre una valutazione del rischio continua a livello globale, regionale, nazionale e subnazionale. Per beneficiare appieno degli investimenti e della capacità di raccogliere e analizzare i dati a fini di valutazione del rischio, sarà necessaria una nuova architettura dei dati di salute pubblica globale. Le prime pietre di tale architettura sono già state poste con la creazione della piattaforma dati Epidemic Intelligence from Open Sources (EIOS), che consente a più comunità di utenti di valutare e condividere in tempo reale in modo collaborativo le informazioni sui focolai epidemici.

La visione futura della nuova architettura dei dati è stata articolata dall'iniziativa EPI-BRAIN, che mobilita strumenti all'avanguardia nel campo dei "big data", del "crowdsourcing" e dell'intelligenza artificiale al fine di mitigare l'impatto delle epidemie consentendo agli stakeholder unire i dati di salute pubblica con i dati sulla miriade di fattori complessi che guidano le epidemie, che si tratti di movimento di persone o animali, malattie degli animali, fattori ambientali e meteorologici, utilizzando i progressi nell'elaborazione del linguaggio e nell'apprendimento automatico per fornire un'analisi più completa per aiutare a prevedere focolai di malattie e monitorare la loro diffusione.

Comunicazione del rischio e coinvolgimento della comunità

Informazioni accurate su COVID 19 sono state comunicate attraverso più canali e media per garantire che il pubblico di riferimento riceva le informazioni corrette al momento giusto, al fine di attivare l'azione appropriata. Purtroppo, la risposta della salute pubblica globale alla pandemia COVID 19 è stata accompagnata da un'infodemia, cioè una sovrabbondanza di informazioni - sia corrette che errate - che sta facendo fatica a identificare fonti affidabili e linee guida affidabili quando sono necessarie. Questa disinformazione ostacola le risposte della sanità pubblica alle epidemie e impedisce alle persone di adottare misure adeguate ed efficaci per prevenire la trasmissione della malattia. Alcune informazioni errate possono anche portare a comportamenti pericolosi, come l'automedicazione con sostanze nocive.

Per gestire l'infodemia, la comunicazione intorno a COVID 19 è stata monitorata in modo da rilevare al più presto informazioni false o lacune da colmare. Attraverso la WHO Outbreak Information Network (EPI-WIN) 18 - una stretta collaborazione con vari settori e i loro rispettivi membri, come organizzazioni religiose, organizzatori di eventi sportivi, settori dei viaggi e commercio, organizzazioni internazionali dei datori di lavoro, organizzazioni sindacali, operatori sanitari e altri - le fonti di informazione esistenti e affidabili sono state amplificate e adattate a un pubblico specifico. Ciò ha consentito di intraprendere azioni correttive tempestive, ad esempio sostituendo la disinformazione con un volume elevato di messaggi di salute pubblica che informassero le persone e le popolazioni su come proteggersi e sostenere le attività di controllo delle epidemie.

La pandemia COVID 19 continua ad evolversi rapidamente. Ciò sottolinea la necessità di informazioni accurate e affidabili che rispondano ai cambiamenti degli scenari. Canali di comunicazione e informazione affidabili tramite EPI-WIN svolgono un ruolo cruciale nel soddisfare le esigenze di informazione. Attraverso il Global Outbreak Alert and Response Network (GOARN), 19 IFRC, UNICEF e OMS coordinano gli aggiornamenti tecnici e operativi sulla comunicazione del rischio e sui partner umanitari, concentrandosi sulle popolazioni altamente vulnerabili e integrando i partner umanitari per supportare soluzioni di allontanamento fisico tra i migranti e nei campi.

La ricerca nelle scienze sociali e le informazioni provenienti dalle comunità, compresi i sondaggi sulla percezione e il feedback delle comunità interessate da misure di allontanamento fisico e restrizioni di viaggio, vengono sintetizzate rapidamente per garantire che vengano prese misure di risposta future. Informate e adattate sulla base delle esperienze in corso delle comunità colpite. I partner di ricerca di GOARN stanno supportando questo sforzo creando un archivio di comunicazione del rischio e strumenti di raccolta dati relativi all'impegno della comunità (sondaggi, questionari, metodi di valutazione rapida) per aiutare i ricercatori e le organizzazioni di sanità pubblica a implementare valutazioni rapide nelle loro comunità di interesse.

Gestione coordinata della catena di fornitura globale

I prodotti sanitari essenziali (inclusi vaccini, trattamenti e strumenti diagnostici) sono una merce globale. La pandemia COVID 19 ha provocato una grave carenza di forniture essenziali, inclusi dispositivi di protezione individuale, strumenti diagnostici e prodotti medici. Le Nazioni Unite istituirono rapidamente un gruppo di lavoro sulla catena di approvvigionamento. Questo gruppo di lavoro stabilirà, in via prioritaria e urgente, un nuovo sistema di catena di approvvigionamento globale di emergenza (EGSCS) per fornire ai paesi forniture essenziali per la risposta alla pandemia COVID 19.

Il gruppo di lavoro garantirà che le catene di approvvigionamento siano focalizzate su priorità sanitarie e mediche strategiche e tattiche e che le carenze di approvvigionamento più urgenti siano identificate e affrontate il prima possibile. Ciò fornirà un'istantanea dinamica della domanda a livello globale, regionale e nazionale di prodotti per la prevenzione e il controllo delle infezioni, dispositivi di protezione individuale, test diagnostici, nonché attrezzature, forniture, strumenti, trattamenti e vaccini (se disponibili) per il supporto clinico. La valutazione dei bisogni dal basso verso l'alto attraverso il portale dei partner COVID 19 è combinata con la modellazione dall'alto verso il basso per fornire previsioni solide dei bisogni generali e identificare le aree con bisogni urgenti non soddisfatti, vulnerabilità e lacune nella loro capacità di approvvigionamento indipendente. Una catena di distribuzione a forma di stella costituirà la base di una catena di distribuzione logistica globale. Il sistema includerà quattro hub di cluster internazionali strategici, tra cui un hub di approvvigionamento a Shanghai e altri hub di cluster internazionali a Dubai, Atlanta e Liegi, nonché sei aree di cluster regionali situate sui principali corridoi che servono tutti i paesi. Le merci saranno trasportate tramite ponte aereo tra piattaforme internazionali e regionali e indirizzate verso i paesi. Questi servizi danno un contributo determinante al gruppo di lavoro, viste le attuali perturbazioni nei circuiti degli operatori commerciali e la domanda competitiva. Un simile modello hub-and-spoke sarà stabilito per il trasporto aereo di passeggeri, quando i collegamenti aerei commerciali vengono interrotti, per garantire che i soccorritori medici e umanitari in prima linea siano operativi nei paesi prioritari.

Competenza tecnica e personale sanitario di emergenza

Le reti operative, tecniche e di ricerca sono state tutte attivate nell'ambito della lotta contro questa pandemia. Esperti e soccorritori in prima linea in tutto il mondo stanno esaminando tutte le informazioni disponibili per sviluppare e aggiornare la guida tecnica per consentire ai paesi di prepararsi e rispondere a COVID 19. Dall'inizio di questa epidemia quattro mesi fa, lo stato delle conoscenze su COVID 19 ha compiuto notevoli progressi, ma restano lacune significative da affrontare continuando le attività di sorveglianza e ricerca. I protocolli di ricerca per colmare queste lacune sono stati sviluppati in modo rapido e trasparente. La prima serie completa di linee guida tecniche, pubblicata il 10 gennaio 2020, viene costantemente rivista e rivista sulla base delle prove disponibili. Le linee guida tecniche sono adattate in base ai diversi ambienti e contesti, in base all'intensità della trasmissione, alla capacità dei paesi di attuare misure di salute pubblica nonché alle risorse disponibili e riflettono le azioni chiave necessarie nei paesi, attraverso il Piattaforma EPI-WIN e altri prodotti informativi. Attualmente, 1,2 milioni di persone si sono registrate sulla piattaforma WHO OpenWHO, che offre corsi di formazione specifici su COVID 19 in 43 lingue. L'assistenza tecnica diretta da parte degli Stati membri è inoltre agevolata dal GOARN, che ha inoltrato 209 offerte di assistenza tecnica. Esperti di 27 istituzioni partner e reti tecniche sono stati impiegati per fornire assistenza ai paesi, direttamente ea distanza.

I colleghi GOARN dell'UNICEF, dell'IFRC, dei Centri statunitensi per il controllo e la prevenzione delle malattie e l'Ufficio per il coordinamento degli affari umanitari (OCHA) sono integrati nel team di gestione globale. L'incidente COVID 19 fornisce supporto a tutti i pilastri della risposta. L'accesso alle capacità del personale sanitario di emergenza è coordinato da oltre un centinaio di squadre mediche di emergenza (EMU) 21 e punti focali in tutto il mondo; in stretta collaborazione con il segretariato dell'UEM, monitorano, guidano e facilitano continuamente le operazioni di risposta al COVID 19 a livello nazionale e internazionale.

Il segretariato dell'UEM partecipa a discussioni approfondite per rafforzare le capacità dei paesi africani e il supporto loro fornito. Inoltre, i team EMU in tutto il mondo identificano esperti medici e coordinatori in grado di supportare team integrati di sanità pubblica e assistenza clinica. Inoltre, il Global Health Cluster (GHC) 22 continua a supportare i cluster in 29 paesi per attuare il Piano di risposta umanitaria globale (GHRP) COVID 19 al fine di rispondere e mantenere le azioni sanitarie e gli impegni umanitari in conformità con GHRP 2020.

Accelerazione della ricerca, innovazione e condivisione della conoscenza

Il Global Research Forum, organizzato dall'OMS a Ginevra l'11 e 12 febbraio 2020, ha sviluppato una roadmap iniziale per la ricerca globale COVID-19 per guidare un'agenda comune per la ricerca e lo sviluppo23 su COVID 19. Il forum è stato unanime nella convinzione che è urgente avviare attività di ricerca e sviluppare contromisure mediche, inclusi vaccini, trattamenti e strumenti diagnostici. Molti sforzi e attività sono già finanziati da investimenti significativi per superare le difficoltà della pandemia COVID 19. Un rapporto settimanale fa il punto sugli sforzi globali di ricerca sui vaccini e fornisce informazioni sui progressi della ricerca e sugli sforzi di innovazione, comprese le fasi di avanzamento dei vaccini candidati, due dei quali sono attualmente in fase di sviluppo. Esistono già aree mirate di coordinamento e finanziamento, come la Coalition for Epidemic Preparedness Innovations (CEPI) per i vaccini e lo studio Solidarity per i trattamenti dell'OMS, che sta testando potenziali terapie esistenti e nuove per combattere la malattia. COVID 19.

Molte altre iniziative vengono inoltre organizzate e finanziate in modo autonomo. Per ottenere il massimo impatto, la comunità globale dovrà compiere uno sforzo veramente unificato e internazionale. Per agire ora, i settori pubblico e privato devono unirsi per sostenere un processo globale trasparente e coordinato dedicato alle priorità di ricerca e innovazione per agire collettivamente su questa minaccia globale che ci riguarda tutti.

È stata istituita un'iniziativa globale per lo sviluppo accelerato dei vaccini COVID 19 per coordinare una partnership senza precedenti tra le parti interessate e l'OMS. Ciò allineerà l'ecosistema attorno a un piano generale dedicato per la ricerca sui vaccini e identificherà eventuali opportunità per massimizzare la velocità di innovazione e l'esecuzione su larga scala. Nel contesto più ampio del Piano d'azione per la ricerca e l'innovazione, questa speciale iniziativa promuove il targeting unico e gli intensi sforzi globali necessari per ottenere, a una velocità vertiginosa, un'immunizzazione massiccia contro COVID 19.

. Basandosi e arricchendo la Global Research Roadmap, l'OMS sta lavorando con i suoi partner per sviluppare un quadro per il coordinamento della ricerca e dell'innovazione, con una panoramica della scala degli investimenti necessari per i finanziamenti. Per mettere in atto quello che sarà il bene più grande della comunità mondiale, saranno essenziali la solidarietà e la collaborazione; sarà necessario stabilire partenariati collaborativi pubblico-privato e interdisciplinari con finanziamenti sufficienti e facilitare l'accesso aperto ai dati e la condivisione delle informazioni. Saranno necessari sostegno e investimenti nei settori pubblico, privato e filantropico, nonché un'adeguata definizione delle priorità e gestione di queste risorse. Il coordinamento e l'alleanza degli sforzi saranno cruciali per il successo collettivo. L'azione individuale e isolata, per quanto dedicata e determinata possa essere, non sarà sufficiente per superare le attuali sfide della pandemia COVID 19. Per raggiungere questo obiettivo, avremo bisogno di riunire, sviluppare, trasmettere e consolidare l'innovazione. Ciò richiederà molto più del monitoraggio passivo e delle revisioni delle attività, ma al contrario un coordinamento proattivo e determinato.

Saranno necessari sforzi concertati e continui per il coordinamento di tutte le parti interessate. La pianificazione, il coordinamento e la condivisione dei benefici saranno essenziali per garantire il coinvolgimento appropriato di tutte le parti interessate. Gli accordi per la condivisione di dati, virus e tecnologia possono promuovere una rapida scoperta e sforzi di sviluppo precoce, fornendo al contempo le basi per la ricerca a lungo termine e lo sviluppo post-epidemia.

Dal punto di vista tattico, sarà importante allinearsi a standard e protocolli comuni, stabilire priorità e sviluppare profili di prodotto target per non ostacolare il flusso di innovazione da una fase all'altra; Allo stesso tempo, ciò garantisce che le fasi decisionali chiave siano note e che i mezzi per lo sviluppo e l'esecuzione a valle siano preparati in modo proattivo. Per facilitare ciò, saranno necessarie e sono in corso la mobilitazione delle risorse e la definizione delle priorità degli investimenti, nonché il monitoraggio e la supervisione. Date le differenze esistenti tra le piattaforme di ricerca, i processi di sviluppo, le tempistiche, gli attori chiave, nonché le considerazioni sul coordinamento per i vaccini, i trattamenti e gli strumenti diagnostici, si sta sviluppando rapidamente una serie di piani per l'azione dettagliata per ciascuna contromisura.

Rafforzare la preparazione alla pandemia per il futuro

Con il mondo di fronte a una minaccia senza precedenti, esiste l'opportunità che emergano sistemi sanitari più forti e una migliore collaborazione globale per affrontare la prossima minaccia per la salute. Mentre ci concentriamo sulla risposta immediata alla crisi del COVID 19, dobbiamo tenere a mente la portata e l'intensità delle conseguenze che si stanno già avvertendo in tutto il mondo. Spetta a noi apprendere la lezione di questa pandemia ora e, così facendo, garantire che la nostra risposta, ove possibile, abbia un'impronta positiva e duratura e contribuisca a rendere il mondo di domani un luogo più sicuro.

Tutto quello che dobbiamo sapere sul vaccino Covid-19

In combinazione con uno screening efficace e misure preventive già in atto, un vaccino contro COVID-19 sarà uno strumento essenziale per il controllo della pandemia. Gli esperti di tutto il mondo stanno intensificando gli sforzi per accelerare lo sviluppo e la produzione di un vaccino sicuro ed efficace.

La minaccia che COVID-19 rappresenta per i bambini è colossale e si estende ben oltre gli effetti fisici immediati della malattia. L'estensione o la restituzione delle misure di reclusione potrebbe compromettere gravemente l'accesso dei bambini ai servizi sanitari essenziali. Le conseguenti riduzioni della copertura sanitaria e l'incombente recessione minacciano la salute e il futuro di un'intera generazione di bambini. Di seguito sono riportate le risposte ad alcune delle domande più frequenti che i genitori hanno su un possibile vaccino COVID-19.

Quando sarà pronto un vaccino sicuro ed efficace contro Covid-19?

Lo sviluppo di un vaccino sicuro ed efficace richiede tempo. Attualmente ci sono più di 200 vaccini candidati allo studio e molti di loro sono in sperimentazione clinica. Molti di questi vaccini hanno raggiunto i test clinici di fase III, l'ultimo passaggio prima dell'autorizzazione per un vaccino. Considerate le tempistiche ridotte su cui stanno lavorando le parti interessate globali, stimiamo che alcuni vaccini avranno completato i loro studi clinici e saranno approvati per l'uso nel 2021.

Va ricordato, tuttavia, che può passare molto tempo tra lo sviluppo del vaccino e l'autorizzazione all'immissione in commercio, la produzione su larga scala e l'uso diffuso. Una volta approvato un vaccino, è fondamentale renderlo accessibile, in modo rapido ed equo, a chi ne ha più bisogno. È qui che entrano in gioco l'UNICEF ei suoi partner.

<u>L'UNICEF si baserà sulla sua esperienza unica come principale acquirente di vaccini individuali al mondo e collaborerà con il Fondo rotativo dell'Organizzazione panamericana della sanità (PAHO) e il COVID-19 Universal Access Facility (COVAX Facility)</u> in quello che potrebbe diventare il più grande e veloce approvvigionamento di vaccini e operazione di rifornimento mai.

Come sta andando lo sviluppo del vaccino contro il Covid-19 ?

I vaccini agiscono imitando un agente infettivo: un virus, un batterio o un'altra malattia che causa il microrganismo. "Addestrano" il nostro sistema immunitario a rispondere in modo rapido ed efficace.

Tradizionalmente, per ottenere questo risultato, i vaccini introducono una forma indebolita di un agente infettivo, per consentire al nostro sistema immunitario di ricordarlo. Quindi il nostro sistema immunitario può riconoscerlo rapidamente e combatterlo prima che ci faccia ammalare. È con questa logica che vengono progettati alcuni attuali vaccini candidati contro COVID-19.

Altri potenziali vaccini in fase di sviluppo utilizzano nuovi approcci: questi sono chiamati vaccini a RNA e DNA. Invece di iniettare antigeni (la sostanza che permette al nostro sistema immunitario di produrre anticorpi), i vaccini a RNA e DNA danno al nostro corpo il codice genetico di cui ha bisogno per permettere al nostro sistema immunitario di fare da solo l'antigene. Per ulteriori informazioni sullo sviluppo del vaccino COVID-19, visitare le pagine dell'OMS e del CEPI.

Il vaccino contro il coronavirus sarà sicuro?

In tutti i paesi, le autorità di regolamentazione controllano la sicurezza e l'efficacia dei vaccini prima che vengano utilizzati su larga scala. A livello globale, l'OMS coordina diverse entità tecniche indipendenti che esaminano la sicurezza dei vaccini prima e anche dopo la loro immissione sul mercato. I vaccini approvati per l'uso dall'OMS sono stati sottoposti a rigorosi test e test clinici per dimostrare che sono sicuri e forniscono un controllo efficace della malattia. Anche se lo sviluppo dei vaccini COVID-19 procederà il più rapidamente possibile, potranno ottenere le necessarie approvazioni normative solo se soddisfano rigorosi standard di sicurezza ed efficacia.

Per l'UNICEF, la sicurezza dei bambini e delle loro famiglie viene prima di tutto. Ciò include la fornitura di un vaccino sicuro.

Cos'è il Covax ?

Il dispositivo per accelerare l'accesso agli strumenti per combattere COVID-19 (ACT Accelerator) è una collaborazione globale per accelerare lo sviluppo e la produzione di sistemi diagnostici, trattamenti e vaccini COVID-19 e per garantire un accesso equo. COVAX, il pilastro del vaccino di ACT Accelerator, mira ad accelerare lo sviluppo e la produzione di vaccini COVID-19 e garantire un accesso giusto ed equo in tutti i paesi del mondo.

Il ruolo della COVAX Facility è monitorare continuamente lo sviluppo dei vaccini COVID-19 al fine di identificare i vaccini candidati più adatti. La struttura sta lavorando con i produttori per incoraggiarli ad espandere le loro capacità di produzione in attesa dell'approvazione normativa per il mercato dei vaccini.

Infatti, in tempi normali, i produttori sono riluttanti a correre il rischio di investire le ingenti somme necessarie per espandere i siti di produzione di un vaccino prima della sua autorizzazione. Tuttavia, nel contesto dell'attuale pandemia, ciò porterebbe a ritardi e carenze di vaccini una volta concessa l'autorizzazione.

Quando sarà disponibile un vaccino COVID-19 nel mio paese?

Una volta che uno degli attuali candidati al vaccino COVID-19 ha completato con successo gli studi clinici, è sicuro ed efficace e ha ricevuto le approvazioni normative, le dosi disponibili saranno assegnate a tutti i paesi che partecipano alla struttura COVAX secondo una formula di allocazione standardizzata, in proporzione alla loro popolazione.

Data la fenomenale domanda globale, non tutti noi saremo in grado di ricevere il vaccino contemporaneamente. Ci vorranno mesi, se non anni, per produrre dosi sufficienti di vaccino per l'intero pianeta.

La massima priorità sarà somministrare vaccini agli operatori sanitari e agli assistenti sociali per limitare l'impatto del COVID-19 sui sistemi sanitari e sociali. Il secondo lotto di dosi di vaccino consentirà ai paesi partecipanti di immunizzare i gruppi a rischio, inclusi gli anziani e quelli con una condizione medica che può portare a un rischio più elevato di malattie gravi e morte se infettati da COVID-19. I volumi per ciascuna delle fasi variano in base al paese e si consiglia di seguire gli aggiornamenti e le linee guida più recenti rilasciati dal ministero della salute del proprio paese.

Chi avrà accesso al vaccino contro il coronavirus?

Oggi l'obiettivo è rendere disponibili 2 miliardi di dosi di vaccino nell'ambito del piano COVAX entro la fine del 2021. Questo numero di dosi dovrebbe essere sufficiente per proteggere gli operatori sanitari e i pazienti. malattia grave o morte nella maggior parte dei paesi del mondo. Sarà un risultato straordinario, ma probabilmente non ci saranno dosi sufficienti per un uso più diffuso nei primi anni. Ciò significa che sarà sempre importante prendere precauzioni per proteggere te stesso, la tua famiglia e la tua comunità, inclusa la separazione fisica, il lavaggio regolare delle mani e indossare una maschera.

I miei figli devono essere vaccinati contro il Covid-19?

Nell'ambito del piano COVAX, le prime dosi di vaccino inviate nei paesi sono destinate agli operatori sanitari, agli assistenti sociali e alle persone ad alto rischio di malattie gravi da virus, come gli anziani o chi soffre di problemi medici. condizioni. È quindi improbabile che vengano somministrati ai bambini. Queste popolazioni sono considerate una priorità per aiutare a ridurre la mortalità da COVID-19 e proteggere i sistemi sanitari a beneficio di tutti. Le linee guida e la disponibilità possono essere aggiornate in base alle informazioni a nostra disposizione, quindi ti consigliamo di consultare regolarmente fonti attendibili come l'OMS e il tuo ministero della salute.

Tuttavia, è importante assicurarsi che tuo figlio continui a ricevere vaccinazioni di routine contro le malattie infantili. Scopri come arrivarci in sicurezza.

Come posso proteggere la mia famiglia fino a quando non sarà pronto un vaccino contro il Covid-19?

Ecco alcune precauzioni che tu e la tua famiglia potete prendere per evitare l'infezione:

Lavarsi spesso le mani con acqua e sapone o un disinfettante per le mani a base di alcol;

Mantieni una distanza di almeno un metro tra te e gli altri;

Rivolgiti immediatamente a un medico se hai la tosse, o se hai febbre, difficoltà respiratorie o altri sintomi di COVID-19;

Evitare aree ad alto traffico così come spazi confinati, chiusi e scarsamente ventilati e cercare di mantenere la distanza fisica in pubblico;

Indossare una maschera in tessuto quando ci si trova in luoghi pubblici e quando la rimozione fisica non è possibile. Lavare frequentemente la maschera con acqua.

Quali sono i sintomi del coronavirus?

Molti sintomi di COVID-19 sono simili all'influenza, a un comune raffreddore e ad altre malattie. È quindi necessario eseguire un test per confermare che si tratta di COVID-19. I sintomi possono comparire tra 2 e 14 giorni dopo l'esposizione al virus e possono variare da molto lievi a gravi. Alcune persone infette non sviluppano alcun sintomo.

I sintomi più comuni sono febbre, tosse e affaticamento. Altri sintomi sono: mancanza di respiro, dolore o pressione al torace, dolore o rigidità muscolare, mal di testa, perdita del gusto o dell'olfatto, confusione, mal di gola, naso chiuso o che cola, diarrea, nausea e vomito, dolore addominale ed eruzione cutanea. Oltre a questi sintomi, i bambini possono avere difficoltà a mangiare.

I bambini di tutte le età possono ammalarsi a causa di COVID-19. Mentre i bambini e gli adulti possono manifestare sintomi simili, i bambini generalmente soffrono di forme più lievi rispetto agli adulti.

Alcuni sintomi richiedono cure mediche urgenti, inclusa difficoltà di respirazione / respirazione rapida o superficiale (per i neonati: gemiti, incapacità di allattare), labbra o viso blu, dolore o pressione al torace, confusione, incapacità di svegliarsi / mancanza di interazione da svegli, incapacità di bere o trattenere liquidi, forte dolore allo stomaco.

Inoltre, ricorda che è possibile ottenere un vaccino antinfluenzale, quindi assicurati che tu e tuo figlio siate aggiornati con i vostri vaccini.

Come si diffonde il Covid-19?

Il virus si diffonde principalmente quando le goccioline respiratorie di una persona infetta (prodotte quando tossisce, starnutisce, parla o canta) entrano nella bocca, nel naso o negli occhi delle persone vicine. L'infezione è possibile anche se si porta la mano alla bocca, al naso o agli occhi dopo aver toccato superfici contaminate dal virus. Il virus COVID-19 può anche sopravvivere sulle superfici per ore o giorni, sebbene semplici disinfettanti possano ucciderlo.

La trasmissione per via aerea del virus, chiamata anche trasmissione di aerosol, può avvenire in strutture sanitarie in cui alcune procedure mediche producono goccioline molto piccole, chiamate aerosol, che rimangono nell'aria. Inoltre, avrete sicuramente già sentito alcune informazioni sulla possibilità di trasmissione per via aerea a brevi distanze, soprattutto in spazi ristretti ad alto traffico e scarsa ventilazione, dove le persone infette restano a lungo in prossimità di altre. Finora, non ci sono dati che suggeriscano un'alta probabilità di trasmissione aerea a lungo raggio di COVID-19.

Sulla base delle attuali conoscenze, la trasmissione di COVID-19 proviene principalmente da persone con sintomi (compresi quelli lievi). Può anche verificarsi appena prima della comparsa di questi sintomi, durante il contatto stretto e prolungato con altre persone. Mentre le persone che non sviluppano sintomi possono anche trasmettere il virus ad altri, sono attualmente in corso ricerche per scoprire la probabilità che ciò accada.

Come posso proteggere me stesso e gli altri dal Covid-19?

Ecco alcune precauzioni che tu e la tua famiglia potete prendere per evitare l'infezione:

• Lavati spesso le mani con acqua e sapone o con un disinfettante per le mani a base di alcol (leggi: Tutto ciò che devi sapere sul lavaggio delle mani per proteggerti da COVID-19)

• Copriti la bocca e il naso con la piega del gomito o con un fazzoletto in caso di tosse o starnuto. Getta immediatamente i fazzoletti usati

• Mantieni una distanza di almeno un metro tra te e gli altri

Ecco alcune precauzioni che tu e la tua famiglia potete prendere per evitare l'infezione:

• Lavati spesso le mani con acqua e sapone o con un disinfettante per le mani a base di alcol (leggi: Tutto ciò che devi sapere sul lavaggio delle mani per proteggerti da COVID-19)

• Copriti la bocca e il naso con la piega del gomito o con un fazzoletto in caso di tosse o starnuto. Getta immediatamente i fazzoletti usati

• Mantieni una distanza di almeno un metro tra te e gli altri.

Devo indossare una mascherina medica per proteggermi dal Covid-19?

Si consiglia di indossare una mascherina medica se si hanno sintomi respiratori (tosse o starnuti) per proteggere le persone intorno a te o se ti prendi cura di qualcuno che potrebbe essere infettato da COVID-19.

Se indossi una maschera, assicurati di usarla e smaltirla correttamente per garantirne l'efficacia e non aumentare il rischio di trasmissione del virus. Le maschere usa e getta possono essere utilizzate solo una volta.

Usare una maschera da sola non è sufficiente per fermare le infezioni e deve essere combinato con altre misure: lavarsi le mani frequentemente, coprirsi la bocca e il naso quando si starnutisce e si tossisce ed evitare il contatto ravvicinato con persone con sintomi simili a quelli del raffreddore o dell'influenza (tosse, starnuti e febbre).

Il Covid-19 colpisce i bambini?

Questo è un nuovo virus e stiamo ancora imparando i suoi effetti su bambini e donne incinte. Sappiamo che persone di tutte le età possono essere infettate e trasmettere il virus. Tuttavia, gli anziani e / o coloro che hanno già problemi di salute sembrano avere maggiori probabilità di sviluppare forme gravi.

Sono stati segnalati rari casi di infiammazione multisistemica nei bambini e negli adolescenti, che possono essere correlati a COVID-19. Le caratteristiche cliniche includono: febbre persistente; eruzione cutanea ; congiuntivite; labbra, lingua, mani, piedi gonfi e / o arrossati; problemi gastrointestinali; bassa pressione sanguigna; cattiva circolazione sanguigna agli organi; e altri segni di infiammazione.

La maggior parte di questi bambini è risultata positiva al COVID-19. Tuttavia, non è certo che l'infezione da COVID-19 sia la causa di questi problemi. Finora, questi casi sono stati segnalati principalmente in Nord America e in Europa. Non sappiamo ancora se questa condizione sia presente in altre parti del mondo e semplicemente non sia stata riconosciuta.

I bambini che hanno questi sintomi dovrebbero consultare un medico. La diagnosi e il trattamento precoci sono essenziali, ma i primi rapporti suggeriscono che la maggior parte dei casi ha risposto bene al trattamento antinfiammatorio.

I bambini rischiano di essere colpiti in modo sproporzionato dalle misure adottate per controllare l'epidemia di COVID-19, come la chiusura delle scuole e le misure di allontanamento fisico. Occorre prestare particolare attenzione per prevenire e ridurre al minimo le conseguenze negative per i bambini il più possibile.

Cosa devo fare se mio figlio ha i sintomi del Covid-19?

Rivolgiti a un medico, ma ricorda che i sintomi di COVID-19, come tosse o febbre, sono come quelli dell'influenza o di un comune raffreddore, che sono malattie molto più comuni.

Continua a osservare le buone pratiche di igiene delle mani e delle vie respiratorie, lavandoti le mani regolarmente per proteggere il tuo bambino da altri virus e batteri che causano malattie.

Come con altre infezioni respiratorie come l'influenza, consultare immediatamente un medico se tu o tuo figlio avete sintomi. Inoltre, cerca di evitare i luoghi pubblici (posto di lavoro, scuola, trasporti pubblici) per non trasmettere il virus ad altre persone.

Quali precauzioni devo prendere per la mia famiglia quando viaggio?

Chiunque abbia intenzione di fare un viaggio dovrebbe sempre attenersi alle raccomandazioni di viaggio locali e nazionali. È fondamentale che i viaggiatori consultino i propri consigli sulla destinazione per essere a conoscenza di eventuali restrizioni all'ingresso, misure di quarantena e altre informazioni pertinenti. Durante il viaggio, osservare le stesse misure di protezione personale a casa.

Oltre alle misure precauzionali di base, e per evitare di essere messo in quarantena o di essere rifiutato l'ingresso nel tuo paese di residenza al ritorno, ti consigliamo anche di consultare le ultime informazioni disponibili su COVID-19 sul sito web della International Air Transport Association (IATA), che contiene un elenco aggiornato dei paesi che adottano misure restrittive, nonché i dettagli di tali misure.

Durante il viaggio, tutti i genitori dovrebbero seguire le pratiche igieniche standard per se stessi e per i propri figli, come lavarsi le mani correttamente ed evitare il contatto ravvicinato con chiunque tossisca o starnutisca. Alcuni altri consigli: pulire il sedile, il bracciolo, il touchscreen, ecc. con un panno disinfettante una volta a bordo di un aereo o di un altro veicolo. Utilizzare anche una salvietta disinfettante per pulire superfici importanti come le maniglie delle porte, i telecomandi, ecc. in hotel o altri alloggi in cui risiedi tu ei tuoi figli.

Le donne in gravidanza possono trasmettere il coronavirus al feto?

Al momento, non ci sono prove sufficienti per stabilire se il virus viene trasmesso dalla madre al feto durante la gravidanza o per determinare i suoi potenziali effetti sul feto. Sono in corso studi su questo argomento. Le donne incinte dovrebbero continuare ad adottare misure precauzionali appropriate per proteggersi dall'esposizione al virus e rivolgersi immediatamente a un medico se manifestano sintomi come febbre, tosse o difficoltà respiratorie.

Una madre infetta dal coronavirus può continuare ad allattare al seno in sicurezza il suo bambino?

Tutte le madri che vivono in zone colpite dal virus oa rischio di sintomi di febbre, tosse o difficoltà respiratorie dovrebbero consultare immediatamente un medico e seguire le loro istruzioni.

A causa dei benefici dell'allattamento al seno e del ruolo insignificante del latte materno nella trasmissione di altri virus respiratori, la madre può continuare ad allattare, osservando le precauzioni necessarie.

Suggerimenti semplici ed economici per seguire una dieta sana durante l'epidemia (COVID-19)

In tutto il mondo, l'epidemia di coronavirus (COVID-19) sta sconvolgendo la vita delle famiglie. Con la chiusura di scuole e asili, molti genitori devono destreggiarsi tra l'assistenza quotidiana e il lavoro a tempo pieno, oltre agli altri loro obblighi. In questo contesto, pensare alla composizione dei pasti non è facile tutti i giorni.

A peggiorare le cose, le interruzioni dell'offerta derivanti dagli acquisti di panico hanno reso alcuni alimenti difficili da trovare. Lo shopping è diventato anche un problema finanziario per molte persone colpite da disoccupazione e perdita di reddito.

Mentre molti genitori si rivolgono naturalmente a pasti pronti e alimenti trasformati per risparmiare tempo e nutrire le loro famiglie in modo più economico, esistono altre soluzioni pratiche, economiche e salutari. Ecco cinque suggerimenti per mantenere una dieta varia e nutriente che favorisca la crescita e lo sviluppo dei bambini, instillando loro buone abitudini alimentari.

Cinque consigli per una sana alimentazione

1. Mantenere un apporto di frutta e verdura

L'acquisto, la conservazione e la preparazione di verdure fresche possono essere difficili durante il parto, soprattutto perché si consiglia ai genitori di limitare il più possibile i viaggi. Quando possibile, tuttavia, è importante assicurarsi che nel menu dei bambini sia presente una quantità sufficiente di frutta e verdura.

Ottieni prodotti freschi ogni volta che puoi. Ricorda anche di congelare frutta e verdura. Conserveranno così la maggior parte delle loro sostanze nutritive e del loro sapore. In alternativa, prepara molta zuppa e cucina stufati o altri piatti a base di verdure. Puoi quindi consumarlo per diversi giorni o congelare l'eccesso, che devi solo riscaldare rapidamente.

2. Sostituire, se necessario, i prodotti freschi con cibi secchi o in scatola.

I prodotti freschi sono quasi sempre la scelta migliore, ma se non riesci a trovarli, ci sono molte opzioni salutari facili da conservare e preparare.

Fagioli e ceci in scatola forniscono ottimi nutrienti e funzionano in innumerevoli modi. Puoi anche conservarli per mesi o addirittura anni. Il pesce grasso in scatola, come le sardine, lo sgombro e il salmone, è ricco di proteine, acidi grassi omega 3, vitamine e minerali. Puoi cucinarli o mangiarli freddi in un panino, in un'insalata o con la pasta.

Le verdure in scatola, come i pomodori, spesso perdono alcune delle loro vitamine, ma forniscono un ottimo ripiego quando sei a corto di prodotti freschi o surgelati.

I cibi secchi come fagioli, legumi e cereali (lenticchie, piselli spezzati, riso, semola di grano o quinoa) hanno il vantaggio di conservarsi a lungo e presentare interessanti benefici nutrizionali, oltre ad essere gustosi ed economici e sazianti. Per una colazione nutrente, puoi cucinare la farina d'avena nel latte o nell'acqua e gustarla con yogurt, pezzi di frutta o uvetta.

3. Prepara una scorta di snack dietetici

I bambini hanno spesso bisogno di uno o due snack al giorno per ricaricare le batterie. Invece di dare loro cibi dolci o salati, opta per prodotti più sani: noci, formaggio, yogurt (preferibilmente senza zucchero), frutta fresca o secca, uova sode o altra scelta locale. Queste soluzioni sono nutrizionalmente migliori e più sazianti. Inoltre, stai aiutando i tuoi figli a sviluppare abitudini alimentari sane a cui rimarranno per tutta la vita.

4. Limitare gli alimenti altamente trasformati

Nonostante la difficoltà a volte di ottenere prodotti freschi, cerca di limitare la quantità di alimenti altamente trasformati durante la spesa. Pasti pronti, snack e dessert industriali hanno spesso alti livelli di acidi grassi saturi, zuccheri e sale. Se acquisti alimenti trasformati, controlla l'etichetta per identificare quali contengono queste sostanze in quantità inferiori e scegli l'opzione più salutare. Evita anche le bevande zuccherate e bevi molta acqua. Per più originalità e sapore, aromatizza la tua acqua immergendovi frutta o verdura: limone, lime, fette di cetriolo, frutti rossi, ecc.

5. Rendi i pasti e la loro preparazione una parte importante e divertente della tua vita familiare quotidiana

Cucinare e mangiare insieme è un ottimo modo per costruire uno stile di vita sano, rafforzare i legami familiari e divertirsi. Coinvolgi il più possibile i tuoi figli nella preparazione dei pasti: i più piccoli ti aiuteranno a lavare o smistare il cibo, mentre i più grandi affronteranno compiti più complessi e potranno apparecchiare la tavola.

Cerca di consumare i pasti con la tua famiglia il più possibile a orari prestabiliti. Il quadro e il ritmo così stabiliti aiutano a ridurre l'ansia dei bambini nelle attuali circostanze stressanti.

Consigli per l'allattamento al seno

Il latte materno rimane l'alimento preferito per i bambini dai 6 ai 24 mesi e oltre. Le donne con COVID-19 possono continuare ad allattare se lo desiderano, rispettando le linee guida igieniche: indossare una maschera (se disponibile) durante l'allattamento; lavarsi le mani prima e dopo aver toccato il bambino; e pulire / disinfettare regolarmente le superfici con cui sono state a contatto. Se non hanno la forza di allattare al seno a causa del virus o di altre complicazioni, le madri dovrebbero essere incoraggiate a usare tutti i mezzi disponibili per fornire latte materno al loro neonato.

Suggerimenti per l'igiene alimentare durante l'epidemia di malattia da coronavirus (Covid-19)

Sebbene attualmente non vi siano prove di trasmissione della malattia da coronavirus (COVID-19) attraverso il cibo o il suo confezionamento, la possibilità di contrarre l'infezione toccando una superficie o un oggetto contaminato dal virus, quindi toccandogli il viso, non può essere ignorata. Il rischio maggiore, tuttavia, è ancora sostenuto a stretto contatto con altre persone nei supermercati o quando si ricevono cibo. Come sempre, è importante seguire una buona igiene durante la manipolazione del cibo per prevenire qualsiasi malattia di origine alimentare.

Rimuovere tutti gli imballaggi in eccesso e smaltirli in un bidone con coperchio. Prima di aprirli o riporli, puoi disinfettare alcuni imballaggi, come le lattine. Subito dopo lavarsi le mani strofinandole per almeno 20 secondi con acqua e sapone o con un disinfettante per le mani a base di alcool.

 Lavare accuratamente i prodotti non confezionati, come frutta e verdura, facendoli scorrere sotto l'acqua corrente.

Consigli generali per l'igiene alimentare

• Lavarsi accuratamente le mani strofinandole per almeno 20 secondi con acqua e sapone prima di toccare qualsiasi cibo.

• Preparare carne o pesce crudi su un tagliere separato.

• Cuocere il cibo alla temperatura consigliata.

• Se possibile, conservare i prodotti deperibili in frigorifero o congelatore e rispettare le date di scadenza.

• Assicurati di riciclare o smaltire i rifiuti alimentari e gli imballaggi in modo appropriato, seguendo le linee guida sanitarie, per prevenire l'accumulo di lettiera che può attirare i parassiti.

- Prima dei pasti, lavati le mani strofinandole per almeno 20 secondi con acqua e sapone e assicurati che i tuoi bambini facciano lo stesso.

- Utilizzare sempre posate e piatti puliti.

La corsa al vaccino covid-19

La pandemia COVID-19 che ha colpito il mondo è ora in pieno svolgimento. Insieme alle azioni intraprese dall'OMS e dai suoi partner per rispondere a questa pandemia (monitoraggio della pandemia, consigli sugli interventi essenziali, distribuzione di scorte mediche vitali a chi ne ha bisogno), è stata lanciata una corsa ai vaccini.

I vaccini salvano milioni di vite ogni anno. La loro modalità d'azione è quella di allenare e preparare il sistema immunitario (le difese naturali dell'organismo) a riconoscere e combattere i virus ei batteri che prendono di mira. Pertanto, se il corpo viene successivamente esposto a questi stessi agenti patogeni, è immediatamente pronto a distruggerli, il che aiuta a prevenire le malattie.

Ogni anno, la vaccinazione previene 2-3 milioni di decessi per malattie come la difterite, il tetano, la pertosse, l'influenza e il morbillo. Oggi sono disponibili vaccini per prevenire più di 20 malattie potenzialmente letali e si sta lavorando a un ritmo senza precedenti per rendere COVID-19 anche una malattia prevenibile con il vaccino.

Sono in fase di sviluppo più di 169 vaccini COVID-19 candidati, di cui 26 in studi sull'uomo. Attraverso ACT Accelerator, l'OMS sta lavorando con scienziati, aziende e organizzazioni sanitarie globali per accelerare la risposta alla pandemia. Una volta trovato un vaccino sicuro ed efficace, il meccanismo COVAX (guidato da OMS, GAVI Alliance e CEPI) sarà implementato per promuovere un accesso e una distribuzione equi dei vaccini, con l'obiettivo di proteggere le popolazioni di tutti i paesi. Sarà data priorità a coloro che sono più a rischio.

Efficacia e autorizzazione: accelera la corsa ai vaccini Covid-19

Moderna, Pfizer, AstraZeneca ... Negli ultimi mesi, diversi laboratori hanno gareggiato per sviluppare il primo vaccino contro il Covid-19. Tutto è accelerato nel novembre 2020, con annunci dei produttori sull'efficacia del loro prodotto. Ogni candidato vaccino, che deve essere approvato da ciascun paese prima di essere immesso sul mercato, ha le sue specificità. France 24 fa il punto.

Un vaccino sotto l'albero? A solo un anno dall'insorgenza di questa nuova malattia e anche prima della fine del 2020, la vaccinazione contro il Covid-19 è un obiettivo che il mondo sta toccando.

Mercoledì (2 dicembre) il Regno Unito è stato il primo paese ad approvare l'uso di massa di uno dei vaccini più avanzati, quello dell'alleanza tedesco-americana Pfizer / BioNTech. Inizierà ad essere disponibile lì dalla prossima settimana.

L'Agenzia europea per i medicinali (EMA), da parte sua, deve decidere il 29 dicembre "al più tardi" sul vaccino Pfizer / BioNTech ed entro il 12 gennaio su quello del suo concorrente americano Moderna. Questo è il calendario su cui diversi paesi si sono bloccati nel delineare i loro piani in questi giorni, come Spagna, Italia o Francia.

Dall'altra parte dell'Atlantico, anche la United States Medicines Agency (FDA) è stata contattata da Pfizer / BioNTech e, da lunedì, da Moderna. Se verrà dato il via libera, entrambi i vaccini potrebbero essere disponibili già questo mese negli Stati Uniti.

Priorità agli operatori sanitari e alle persone a rischio

Questi ritardi sono stati resi possibili da un'accelerazione totale delle procedure di ricerca, produzione industriale e valutazione, supportata da finanziamenti colossali. Lo sviluppo e l'immissione sul mercato di un nuovo vaccino richiede in genere una media di dieci anni.

Ma indipendentemente dalla data di approvazione del vaccino, non tutti saranno vaccinati immediatamente. "Inizialmente, le quantità di vaccini saranno limitate e sarà data priorità a caregiver, anziani e altre categorie a rischio", ha recentemente ricordato il capo dell'Oms, Tedros Adhanom Ghebreyesus. Un altro problema importante sarà l'uguaglianza nell'accesso ai vaccini tra paesi ricchi e poveri.

Efficacia dimostrata ?

In questa competizione globale, con enormi interessi finanziari, ogni laboratorio sta cercando di occupare i media con il suo vaccino per raccogliere il massimo numero di preordini. Dal 9 novembre, quattro produttori hanno annunciato l'efficacia del loro vaccino: Pfizer / BioNTech, Moderna, l'alleanza britannica AstraZeneca / Università di Oxford ei russi dell'istituto statale Gamaleïa con Sputnik V.

Tutti questi risultati si riferiscono all'ultima fase delle sperimentazioni cliniche, la fase 3, per la quale sono state reclutate decine di migliaia di volontari. L'efficacia viene misurata confrontando il numero di pazienti nel gruppo di volontari vaccinati e nel gruppo che ha ricevuto un placebo.

Pfizer / BioNTech vanta un'efficacia del 95%: dei suoi 170 pazienti, 8 provenivano dal gruppo vaccinato e 162 dal gruppo placebo. Idem o quasi per Moderna, con un'efficienza del 94,1% (11 pazienti nel gruppo vaccinato, 185 nel gruppo placebo). Il vaccino russo Sputnik V, da parte sua, mostra un'efficacia del 91,4% sui suoi 39 pazienti (e del 95% su un numero imprecisato di pazienti).

Il calcolo è più complicato per AstraZeneca / Oxford. La sua efficienza media è del 70%, se combiniamo i risultati di due diversi protocolli.

Tutti questi dati sono stati divulgati solo tramite comunicato stampa, senza una pubblicazione scientifica dettagliata.

Quali tecniche ?

"I risultati annunciati da Pfizer e Moderna sembrano estremamente interessanti", ha stimato lunedì 16 novembre il genetista Axel Khan su France 24. I laboratori si sono affidati a metodi diversi, alcuni già collaudati, altri inediti. Moderna e Pfizer / BioNTech hanno così scommesso su una nuova tecnica basata sui vaccini "DNA" o "RNA", prodotti sperimentali che utilizzano pezzi di materiale genetico modificato. In concreto, iniettiamo la molecola di RNA messaggero, che dice alle cellule cosa fare. Con questo metodo non è necessario coltivare un agente patogeno in laboratorio, è l'organismo che fa il lavoro. Conseguenza: questi vaccini si sviluppano più velocemente. Ma il siero, avvolto in una capsula lipidica protettiva, deve essere conservato a temperature molto basse, perché l'RNA è fragile: -70 ° C per BioNTech, contro -20 ° C per Moderna.

Altra specificità: per essere efficaci sono necessarie due dosi (tre settimane l'una dall'altra al Moderna, quattro alla Pfizer), il che complicherà logistica e produzione.

Altri produttori (come il cinese Sinopharm) hanno preferito scommettere su metodi più tradizionali che utilizzano un virus "ucciso". Si tratta dei cosiddetti vaccini "inattivati", come per la poliomielite o per l'influenza, oppure "attenuati" (per il morbillo o la febbre gialla). Il prodotto viene quindi iniettato nel corpo per attivare il sistema immunitario, che produrrà anticorpi specifici.

Altri vaccini, noti come vaccini "viral vector", sono più innovativi: prendiamo come supporto un altro virus che trasformiamo e adattiamo per combattere il Covid-19. Questa è la tecnica scelta dall'Università di Oxford ma anche dai russi, che utilizzano gli adenovirus (una famiglia di virus molto comuni).

Quante dosi ?

Una volta che la fase 3 delle sperimentazioni è conclusiva, l'approvazione per entrare nel mercato arriva alla fase della vaccinazione su larga scala. Ciò richiede che le aziende siano in grado di produrre molte dosi del vaccino, specialmente se due sono necessarie affinché una persona sia immune. Moderna si è impegnata a distribuire 20 milioni di dosi entro la fine del 2020 negli Stati Uniti e tra 500 milioni e 1 miliardo di dosi in tutto il mondo nel 2021. Il libro dei preordini è ben pieno anche per Pfizer / BioNTech, che prevede di consegnare fino a 50 milioni di dosi entro la fine dell'anno e fino a 1,3 miliardi di dosi l'anno prossimo.

Da parte russa, la produzione di un vaccino su larga scala sembra più complicata. All'inizio di novembre, Mosca ha proposto a Parigi che "le organizzazioni russe interessate e l'Institut Pasteur" cooperino per essere in grado di fornire rapidamente un numero sufficiente di dosi. Nessuna conferma è stata ancora data.

Quale distribuzione ?

Una volta prodotte le dosi, devono poter essere iniettate. È una vera sfida logistica per i laboratori che dovranno inviare i loro vaccini. Soprattutto quelli con RNA messaggero sviluppato. Questo perché questo tipo di vaccino deve essere conservato a bassa temperatura. L'annuncio della conservazione a -80 ° C per il prodotto Pfizer / BioNTech ha raffreddato molti paesi, anche se il governo francese ha già riservato 90 milioni di dosi.

Anche il ministro della Salute, Olivier Véran, ha annunciato l'ordine per 50 super congelatori per mantenerli.

Da parte sua, Moderna parte con un vantaggio poiché il suo vaccino può essere conservato a -20 ° C per sei mesi in frigorifero (tra 2 ° C e 8 ° C) per 30 giorni ea temperatura ambiente per 12 ore. Ma gli europei, per ora, non hanno acquistato alcuna dose.

La pandemia di Covid-19 ha ucciso almeno 1.328.000 persone in tutto il mondo a partire dal 17 novembre. Sono stati ufficialmente diagnosticati oltre 55 milioni di casi di infezione.

Problemi in sospeso ?

Nonostante questi progressi, le domande rimangono. La più importante è l'efficacia a lungo termine di questi vaccini, poiché le cifre sono state calcolate solo una o due settimane dopo l'ultima iniezione. "Quanto durerà la protezione? Il virus finirà per mutare per sfuggire al vaccino, che limiterebbe quindi l'efficacia della vaccinazione?", Riassume un esperto britannico, il dottor Penny Ward (King's College London), citato da Science Media Center (SMC).

Altra grande incognita: l'azione di questi vaccini nelle popolazioni più a rischio, a cominciare dagli anziani, il cui sistema immunitario è meno efficace. È molto più probabile che abbiano una forma grave di Covid-19, quindi è essenziale che un vaccino funzioni in questo gruppo di popolazione.

Resta anche da vedere se questi vaccini bloccano la trasmissione del virus, oltre a ridurre la gravità della malattia in chi li ha ricevuti. Questo è un punto essenziale per fermare la pandemia.

Effetti dei vaccini sulla diffusione del covid-19

La pandemia COVID-19 che ha colpito il mondo è ora in pieno svolgimento. Insieme alle azioni intraprese dall'OMS e dai suoi partner per rispondere a questa pandemia (monitoraggio della pandemia, consigli sugli interventi essenziali, distribuzione di scorte mediche vitali a chi ne ha bisogno), è stata lanciata una corsa ai vaccini.

I vaccini salvano milioni di vite ogni anno. La loro modalità d'azione è quella di allenare e preparare il sistema immunitario (le difese naturali dell'organismo) a riconoscere e combattere i virus ei batteri che prendono di mira. Pertanto, se il corpo viene successivamente esposto a questi stessi agenti patogeni, è immediatamente pronto a distruggerli, il che aiuta a prevenire le malattie.

A partire dal 18 febbraio 2021, almeno sette diversi vaccini sono stati resi disponibili nei paesi attraverso tre piattaforme. La vaccinazione dovrebbe prendere di mira le popolazioni vulnerabili in tutti i paesi come priorità.

Allo stesso tempo, sono in fase di sviluppo più di 200 vaccini candidati, di cui più di 60 sono in fase di sviluppo clinico. Il meccanismo COVAX fa parte di ACT Accelerator, che l'OMS ha creato con i partner nel 2020. COVAX è l'asse di lavoro sui vaccini di ACT Accelerator. Guidato da CEPI, Gavi Alliance e OMS, mira a porre fine alla fase acuta della pandemia COVID-19 tramite :

- accelerando lo sviluppo di vaccini sicuri ed efficaci contro COVID-19;

- contribuendo allo sviluppo dei mezzi di produzione; e

- lavorare con governi e produttori per garantire una distribuzione giusta ed equa dei vaccini tra tutti i paesi, l'unica iniziativa globale per raggiungere questo obiettivo.

I vaccini sono una nuova arma vitale nella lotta contro COVID-19 ed è estremamente incoraggiante che molti di loro si stiano dimostrando efficaci e stiano entrando nella fase di sviluppo. Lavorando il più velocemente possibile, gli scienziati di tutto il mondo stanno collaborando e innovando per fornire test antidroga, trattamenti e vaccini che insieme salveranno vite e porranno fine alla pandemia.

I vaccini sicuri ed efficaci cambieranno le regole del gioco. Ma per il momento dobbiamo continuare a indossare una maschera, rispettare le distanze fisiche ed evitare luoghi affollati. Essere vaccinati non significa rinunciare a tutte le cautele, correre rischi e far correre rischi agli altri, soprattutto perché non è ancora chiaro in che misura i vaccini proteggano non solo dalle malattie, ma anche dalle infezioni e dalla trasmissione.

Come funzionano i vaccini ?

I germi ci circondano e sono presenti nel nostro ambiente e nel nostro corpo. Quando una persona è sensibile e deve confrontarsi con un organismo nocivo, può portare a malattie e morte.

Il corpo ha diversi modi per difendersi dagli agenti patogeni (organismi che causano malattie). La pelle, il muco e le ciglia (peli microscopici che tengono i detriti lontani dai polmoni) funzionano come barriere fisiche per impedire in primo luogo agli agenti patogeni di entrare nel corpo.

Quando un agente patogeno infetta il corpo, le sue difese, chiamate sistema immunitario, vengono attivate e l'agente patogeno viene attaccato e distrutto o eliminato.

La risposta naturale del corpo

Un agente patogeno è un batterio, virus, parassita o fungo che può causare malattie nel corpo. Ogni agente patogeno è costituito da diverse sotto-parti, solitamente uniche per quel particolare patogeno e la malattia che provoca. La sottoparte di un agente patogeno che causa la formazione di anticorpi è chiamata antigene. Gli anticorpi prodotti in risposta all'antigene del patogeno sono una parte importante del sistema immunitario.

Gli anticorpi possono essere definiti come i soldati del sistema di difesa del corpo. Ogni anticorpo, o soldato, nel nostro sistema è addestrato a riconoscere un particolare antigene. Abbiamo migliaia di diversi anticorpi nel nostro corpo. Quando il corpo umano viene esposto per la prima volta a un antigene, il sistema immunitario impiega molto tempo per reagire e produrre anticorpi specifici per quell'antigene.

Allo stesso tempo, la persona è suscettibile di sviluppare una malattia.

Una volta prodotti gli anticorpi antigene-specifici, lavorano con il resto del sistema immunitario per distruggere l'agente patogeno e fermare la malattia. Gli anticorpi contro un agente patogeno generalmente non proteggono contro un altro tipo di agente patogeno, tranne quando due agenti patogeni sono molto simili, come i cugini. Una volta che il corpo produce anticorpi come parte della sua risposta primaria a un antigene, crea anche cellule di memoria che producono anticorpi, che rimangono in vita anche dopo che gli anticorpi eliminano il patogeno.

Se il corpo è esposto allo stesso patogeno più di una volta, la risposta anticorpale è molto più rapida ed efficiente rispetto alla prima volta, perché le cellule della memoria sono pronte a produrre anticorpi contro quell'antigene.

Ciò significa che se la persona è esposta in futuro al pericoloso agente patogeno, il suo sistema immunitario sarà in grado di rispondere immediatamente e proteggersi dalla malattia.

In che modo i vaccini aiutano il nostro corpo ?

I vaccini contengono componenti indeboliti o inattivi di un particolare organismo (antigene) che innescano una risposta immunitaria nel corpo. I vaccini più recenti contengono lo schema per produrre l'antigene piuttosto che l'antigene stesso.

Indipendentemente dal fatto che il vaccino sia costituito dall'antigene stesso o dal modello con cui il corpo lo produce, questa versione indebolita non causerà malattie nella persona che riceve il vaccino, ma farà rispondere il suo sistema immunitario. ha reagito al vero agente patogeno.

Alcuni vaccini richiedono dosi multiple, a settimane o mesi di distanza. Questo a volte è necessario per facilitare la produzione di anticorpi a lunga durata e la formazione di cellule di memoria. In questo modo l'organismo viene addestrato a combattere l'organismo che causa la malattia, sviluppando un ricordo dell'agente patogeno in modo che possa combatterlo rapidamente in caso di esposizione futura.

Immunità collettiva

Quando una persona viene vaccinata, è più probabile che sia protetta dalla malattia mirata. Tuttavia, non è possibile vaccinare tutti. Le persone con condizioni preesistenti che indeboliscono il loro sistema immunitario (come il cancro o l'HIV) o che hanno gravi allergie ad alcuni componenti del vaccino potrebbero non essere in grado di ricevere alcuni vaccini. Queste persone possono comunque essere protette se vivono tra persone vaccinate.

Quando un gran numero di persone in una comunità viene vaccinato, l'agente patogeno ha difficoltà a circolare perché la maggior parte delle persone che incontra sono immuni. Pertanto, più persone vengono vaccinate, meno è probabile che le persone che non possono essere protette dai vaccini siano esposte a pericolosi agenti patogeni. Questa si chiama immunità collettiva.

Ciò è particolarmente importante per le persone che non solo non possono essere vaccinate, ma sono anche più suscettibili alle malattie per le quali viene somministrato un vaccino. Nessun vaccino da solo fornisce una protezione completa e l'immunità della mandria non fornisce una protezione completa a coloro che non possono essere vaccinati in modo sicuro. Tuttavia, grazie all'immunità collettiva, queste persone beneficeranno di una protezione considerevole, grazie alla vaccinazione di coloro che li circondano.

La vaccinazione non solo protegge se stessi, ma protegge anche i membri della comunità che non possono essere vaccinati. Se puoi, fatti vaccinare.

All'inizio del 1900, la poliomielite era una malattia presente in tutto il mondo, paralizzando centinaia di migliaia di persone ogni anno. Nel 1950 erano stati sviluppati due vaccini efficaci contro la malattia. Tuttavia, in alcune parti del mondo la vaccinazione non era ancora sufficientemente diffusa per frenare la diffusione della poliomielite, soprattutto in Africa. Negli anni '80, i paesi di tutto il mondo hanno unito le forze per eradicare la poliomielite dal pianeta.

Per molti anni e decenni, l'immunizzazione contro la poliomielite, ottenuta attraverso visite di immunizzazione di routine e campagne di immunizzazione di massa, è stata condotta in tutti i continenti. Milioni di persone, per lo più bambini, sono state vaccinate e nell'agosto 2020 il continente africano è stato certificato libero dalla polio, unendosi a tutte le altre regioni del mondo ad eccezione del Pakistan e dell'Afghanistan, dove la polio non è stata ancora eradicata.

Covid-19: impatti socio-economici nel mondo

Povertà

La Banca Mondiale indica che oltre all'impatto immediato sulla salute e sulla vita, è probabile che COVID-19 abbia impatti economici e sociali a lungo termine di proporzioni globali a causa degli effetti diretti e indiretti della malattia, dei comportamenti preventivi degli individui e del governo politiche per il controllo della trasmissione.

Le proiezioni del PIL sono state riviste al ribasso per la maggior parte delle regioni e dei paesi, a causa degli shock della domanda e dell'offerta interna, del forte calo del movimento di beni e servizi, nonché di persone e capitali. La previsione continuerà poiché l'entità finale e la persistenza dell'impatto economico rimangono sconosciute.

Au cours des premiers mois de la pandémie, les gouvernements du monde entier se sont concentrés à juste titre sur la gestion de la propagation de COVID-19, en s'appuyant souvent sur des mesures strictes de contrôle de la transmission sans accorder un poids élevé à leurs coûts économiques actuels et futurs. Maintenant que les coûts économiques et sociaux importants sont plus clairs, les gouvernements se tournent de plus en plus vers un ensemble plus large de politiques et introduisent des mesures fiscales et de protection sociale atténuantes (WB 2020/04/16)

L'analyse des chercheurs du King's College de Londres, de l'Australian National University et de l'UNWIDER (Institut mondial de recherche sur l'économie du développement de l'Université des Nations unies) avertit que la contraction économique provoquée par Covid-19 pourrait plonger 500 millions de personnes supplémentaires (8 % de la population mondiale) dans la pauvreté, compremettant ainsi 30 années d'amélioration économique. UN-WIDER, King's College and Australian National University (2020/04/08)

Il modello di povertà dell'IFPRI prevede un grave impatto a livello regionale e globale, con una crescita economica globale che rallenta del 5% nel 2020, simile alle previsioni del FMI, recessione globale, con una contrazione della crescita economica (-3%) e una ripresa non è prevista prima del 2021

Si prevede che l'attuale recessione in Europa e negli Stati Uniti ridurrà l'attività economica nei paesi sviluppati del 6% in media. Nonostante il rimbalzo previsto per la fine dell'anno, quando le misure di allontanamento sociale saranno revocate e le misure di stimolo entreranno in vigore, questa recessione si estenderà al resto del mondo attraverso una minore domanda commerciale e prezzi più bassi per le materie prime. Le economie in via di sviluppo saranno influenzate dalle ricadute economiche delle proprie misure di allontanamento sociale e da una maggiore morbilità, che influenzerà l'offerta di lavoro per l'agricoltura e altre attività imprenditoriali.

Senza misure di sostegno sociale ed economico come lo stimolo fiscale e l'espansione degli ammortizzatori sociali, l'impatto sulla povertà sarebbe devastante e potrebbe spingere circa 140 milioni di persone nella povertà estrema (misurata rispetto al punto limite). Tasso di povertà di $ 1,90) nel 2020 (un aumento del 20% rispetto ai livelli attuali) e aumentare l'insicurezza alimentare.

In America Latina e Caraibi: secondo ECLAC, COVID-19 sta causando la più grande contrazione dell'attività economica nella storia della regione: un calo del -5,3% nel 2020, che aumenta la disoccupazione del 10%. Ciò potrebbe ridurre la povertà nella regione da 185 milioni a 220 milioni di persone, su un totale di 620 milioni di abitanti; e il numero di persone che vivono in estrema povertà potrebbe aumentare da 67,4 milioni a 90 milioni Con l'intensificarsi della perdita di posti di lavoro, quasi la metà della forza lavoro globale è a rischio di perdere i propri mezzi di sussistenza, il che significa che milioni di lavoratori nel settore informale non hanno reddito, niente cibo, niente sicurezza, niente futuro. (ILO 2020/04/29) (CEPAL 2020/04/21).

Lavoro e occupazione

Con l'escalation della perdita di posti di lavoro, quasi la metà della forza lavoro globale rischia di perdere i propri mezzi di sussistenza, il che significa che milioni di lavoratori del settore informale non hanno né reddito né cibo, né sicurezza, né futuro. (ILO 2020/04/29)

Ore di lavoro perse

L'orario di lavoro globale è diminuito di circa il 4,5% nel primo trimestre del 2020, pari a circa 130 milioni di posti di lavoro a tempo pieno, rispetto al periodo precedente (quarto trimestre 2019

Nel secondo trimestre, l'orario di lavoro complessivo dovrebbe essere inferiore del 10,5% rispetto a prima della crisi (quarto trimestre 2019). Equivalenti a 305 milioni di posti di lavoro a tempo pieno, grazie all'estensione e all'estensione delle misure di contenimento.

Le maggiori perdite di orario di lavoro si sono registrate in America (12,4%) e in Europa e Asia centrale (11,8%). Si prevede che i paesi a reddito medio-basso registreranno il più alto tasso di ore perse al 12,5% (ILO 2020/04/29)

Lavoratori nell'economia informale

Quasi 1,6 miliardi di lavoratori nell'economia informale sono significativamente colpiti da misure di contenimento e / o lavorano nei settori più colpiti. Quasi la metà della forza lavoro mondiale rischia di perdere i propri mezzi di sussistenza.

Un calo stimato del 60% dei redditi dei lavoratori dell'economia informale in tutto il mondo durante il primo mese di crisi. Per regione, il calo maggiore previsto è in Africa e America Latina, con l'81%. In termini di gruppi di reddito, è dell'82% nei paesi a reddito medio-basso e a basso reddito, del 28% nei paesi a reddito medio-alto e del 76% nei paesi ad alto reddito.

Il tasso di povertà relativa, definito come la proporzione di lavoratori il cui salario mensile è inferiore al 50% del salario mediano della popolazione, dovrebbe aumentare di quasi 34 punti percentuali a livello globale per i lavoratori informali, variando da 21 punti percentuali a metà Paesi a reddito superiore a 56 punti percentuali nelle economie a reddito medio-basso (ILO 2020/04/29)

Scenari di disoccupazione

Scenario debole: la crescita del PIL scende del 2%: la disoccupazione globale aumenta di 5,3 milioni - l'errore di fusione è compreso tra 3,5 e 7 milioni.

Scenario medio: la crescita del PIL scende del 4%: la disoccupazione globale aumenta di 13 milioni (7,4 milioni nei paesi ad alto reddito) - margine di errore da 7,7 a 18,3 milioni

Scenario alto: COVID-19 ha gravi effetti dirompenti, la crescita del PIL scende dell'8%: la disoccupazione globale aumenta di 24,7 milioni, il margine di errore da 13 a 36 milioni (ILO 2020/04/19)

Si prevede che le rimesse globali diminuiranno drasticamente di circa il 20% nel 2020, a causa della pandemia COVID-19, della chiusura e della crisi economica.

Si prevede che le rimesse ai paesi a reddito medio e basso diminuiranno del 19,7% a 445 miliardi di dollari, una perdita di finanziamento fondamentale per molte famiglie vulnerabili.

Invio di fondi

Nonostante questo calo, si prevede che le rimesse diventeranno una fonte ancora più importante di finanziamento esterno per i paesi a basso e medio reddito, poiché si prevede che il calo degli investimenti diretti esteri sarà maggiore (oltre il 35%)

I flussi di rimesse dovrebbero diminuire in tutte le regioni del mondo, con un calo maggiore in Europa e Asia centrale (27,5%), seguite da Africa subsahariana (23,1%), Asia meridionale (22,1%), Medio Oriente e Nord Africa (19,6%), America Latina e Caraibi (19,3%) e Asia orientale e Pacifico (13%).

Il costo medio globale dell'invio di $ 200 rimane elevato, al 6,8% nel primo trimestre del 2020, appena al di sotto dell'anno precedente. L'Africa subsahariana continua ad avere il costo medio più alto, intorno al 9% (WB 2020/04/22)

La sicurezza alimentare

Il WFP avverte del rischio di carestia mentre il COVID-19 si prepara a raddoppiare la cosiddetta fame acuta, con 130 milioni di vite in più colpite e mezzi di sussistenza minacciati, fino a 265 milioni di persone entro la fine del 2020. 135 milioni di persone soffrono di una crisi alimentare o peggio (IPC / CH fase 3 o più) nel 2019, la cifra più alta nei quattro anni di esistenza del GRFC. Si prevede che questa cifra aumenterà e 265 milioni di persone nei paesi a basso e medio reddito saranno seriamente a rischio se non si intraprenderà un'azione rapida per combattere la pandemia (WFP / FAO 2020/04)

La pandemia di COVID-19 causa un aumento globale del fabbisogno di aiuti alimentari umanitari: le misure per sopprimere la trasmissione di COVID-19 stanno causando un forte calo dei redditi di molte famiglie povere. Secondo le stime FEWS NET per il 2020, 94 milioni di persone hanno bisogno di aiuto alimentare umanitario nei 29 paesi in cui è presente e in quelli sotto sorveglianza a distanza, il 55% in più rispetto al fabbisogno alimentare medio quinquennale di questi stessi paesi, e un aumento del 25% rispetto allo scorso anno (FEWSNET 2020/04/27)

Secondo la Comunità economica degli Stati dell'Africa occidentale (ECOWAS), l'impatto della pandemia di coronavirus potrebbe aumentare il numero di persone a rischio di insicurezza alimentare e malnutrizione da 17 milioni a 50 milioni tra giugno e agosto 2020 (ECOWAS2020 / 04 /)

Mercati

▪ Secondo lo IASC, i paesi più a rischio sono quelli che dipendono fortemente dalle importazioni alimentari, compresi i paesi piccoli e / o insulari ben integrati nell'economia globale e specializzati in altri settori economici.

Lo IASC ha citato esempi di paesi più a rischio in cui i ricavi petroliferi / minerari rappresentano oltre il 60% delle entrate del governo: Angola, Bolivia, Nigeria, Iraq, Libia, Sud Sudan, Zambia, Niger e Venezuela

I prezzi delle materie prime, la cui esportazione è vitale per gran parte del mondo in via di sviluppo, sono crollati con il prezzo del petrolio greggio che è sceso da oltre $ 60 / barile all'inizio dell'anno a circa $ 25 / barile (aprile 2020), con conseguenze drammatiche per i proventi delle esportazioni di petrolio (WAN WFP).

QUANDO FINISCE LA PANDEMIA?

Mentre l'epidemia di coronavirus infuria in tutto il mondo, molti si chiedono quale sia la fine della crisi sanitaria. Quando potrebbe finire la pandemia ea quali condizioni? Vaccino, immunità collettiva e generalizzazione dei test, facciamo il punto sulle previsioni.

Il 2020 è segnato da **una crisi sanitaria internazionale** legata **all'epidemia di coronavirus**. **Oltre al pedaggio umano**, questa **pandemia** ha anche **conseguenze economiche** legate in

particolare alle misure di contenimento e alla chiusura delle frontiere. Indossando maschera, gesti di barriera e utilizzando gel idroalcolico, il mondo sta imparando a convivere con l'epidemia, con misure più o meno rigide a seconda del Paese. Una domanda è in bilico, però: **quando vedremo la fine della pandemia ?**

Annunciando nuove misure di coprifuoco nelle zone in stato di emergenza sanitaria, Emmanuel Macron ha detto questo mercoledì 14 ottobre 2020 che l'epidemia di coronavirus sarebbe durata "almeno fino all'estate del 2021". Una stima che concorda con le dichiarazioni dell'OMS.

L'OMS spera che una pandemia finisca in meno di due anni (nel 2022)

COVID 19 - Il direttore dell'Organizzazione mondiale della sanità (Oms), Tedros Adhanom Ghebreyesus, ha parlato venerdì 21 agosto 2020 della pandemia legata al coronavirus. In questa conferenza stampa, ha detto che sperava di porre fine alla crisi sanitaria il prima possibile, a meno che l'influenza spagnola non fosse inferiore a due anni.

Tra i vari fattori che potrebbero contribuire alla **conclusione della pandemia** c'è **l'immunità collettiva**: se una parte sufficientemente alta della popolazione contrae il virus e sviluppa anticorpi, ciò potrebbe compromettere la diffusione del coronavirus che si troverebbe sempre meno a -soggetti immunitari. Tuttavia, questo processo su scala globale richiede molto tempo.

Quindi cosa potrebbe accelerare **la fine di questa crisi sanitaria? La generalizzazione dei test, la quarantena e il rispetto dei gesti di barriera rimangono le armi principali.** Un altro problema importante è **lo sviluppo di un trattamento**. Per quanto riguarda questa soluzione, in tutto il mondo è attualmente in corso una vera e propria **corsa al vaccino**. Più di venti sono in fase di sviluppo. Nel novembre 2020, diversi annunci di vaccini promettenti, tra cui le soluzioni Pfizer / BioNTech, Moderna e AstraZeneca, sono al centro delle notizie.

Facciamo il punto sui vaccini e sui trattamenti Covid-19 in tutto il mondo. Dove sono i primi vaccini, sono sicuri, quando verranno rilasciati? Esistono trattamenti efficaci per Covid-19? Quali sono le ultime scoperte e progressi nella ricerca?

Tuttavia, la messa in circolazione di un vaccino efficace non pone automaticamente fine al Covid 19. Successivamente, sarà anche necessario tenere conto dei tempi di produzione e distribuzione dei trattamenti validati, nonché della loro applicazione su scala internazionale. Fino ad allora, resta necessario continuare a rispettare i gesti di barriera.

L'annuncio di un vaccino efficace al 90% da parte dei laboratori Pfizer e BioNTech fa sperare. Il direttore dell'Organizzazione mondiale della sanità accoglie con favore la mobilitazione per contrastare l'epidemia di coronavirus affermando che tutti i paesi dovranno trarre vantaggio da questo progresso scientifico. Tuttavia, questo lunedì, 16 novembre 2020 Tedros Adhanom Ghebreyesus specifica che il vaccino da solo non è sufficiente per porre fine alla pandemia.

Contenuti

Titoli   **Pagine**

Biografia dell'autore ………………………… 1

Preambolo ……………………………………..2

Definizione Covid-19 …………………………..5

Sintomi della malattia Covd19 …………….. 5

Persone maggiormentrischio………………….5

Trattamento della malattia …………………..6

Patologie legate alla malattia ………………. 7

La diffusione del Covid-19 ………………… 8

Mutazoini virali………………………………..20

Perché il Covid-19 si sta diffondendo così rapidamente ? ……………………… 23

Nuove varianti ……………………… …...26

Neuropilina-1, un nuovo attore nella risposta immunitaria………………………….29

La nuova proteina ………………… 31

Sintomi del coronavirus …………… ……. 34

Revisione della ricerca ………………….. 44

Quali strategie adottare ………………………..47

.Strategia globale per combattere il covid-19 61

Identificare, testare, isolare................ 64

Creazione e mantenimento graduali...................... 71

Risposta dalla comunità internazionale 77

Tutto quello che c'è da sapere sul vaccino 89

Suggerimenti semplici ed economici......................102

Suggerimenti per l'igiene alimentare.................... 106

La corsa al vaccino covid-19 108

Efficacia e autorizzazione 109

Effetti dei vaccini ………………………….. …115

Covid-19: impatti socio-economici .... …..121

QUANDO FINISCE LA PANDEMIA ?......................127

Contenuti………………………………..130.

www.ingramcontent.com/pod-product-compliance
Lightning Source LLC
Chambersburg PA
CBHW051150220526
45473CB00003B/718